長生きの統計学

東海大学医学部教授
川田浩志

文響社

はじめに

世の中には、実にさまざまな健康情報や健康で長生きするためのノウハウが溢れています。しかし、なかには「○○をするだけ」「○○を食べるだけ」で健康になったり、痩せられるという内容のものもあり、医学者の立場として首を傾げたくなるような情報も散見されます。

これらの情報のすべてがウソとはいいませんが、すべてにおいて論拠が明確で信頼できるものとも限りません。たとえば、かつてテレビの健康情報番組で「納豆を食べれば2週間で3キロ痩せる!」という内容が放送され、翌日のスーパーマーケットに消費者が殺到、納豆がすべて売り切れるということがありました。しかし後になって、データが巧妙に操作された偽りの情報だったことがわかり、大きな社会問題となりました。

あるいは、「水をたくさん飲むとダイエットにもなるし、健康に良い」と常識のように語られていましたが、アメリカのカリフォルニア州に住む女性が1日6・5リットルもの水を飲んで死亡するという事故がありました。これは「水中毒」と言われるもので、水を大量に飲むことで、体内のナトリウム（塩分）濃度が低下、低ナトリウム血症を引き起こしたことが原因です。

このように健康に良いと、メディアで取り上げられたから、知人にすすめられたからといって、安易に飛びつくのは非常に危険であるといえます。

肝心なのは科学的なエビデンス、すなわち実験や調査など研究結果から導かれた裏付けです。そして、本書では、すべてハーバード大学やアメリカの国立がん研究所といった信頼できる研究機関によって、確かな学術雑誌に報告された論文をベースにした健康・長寿に関する情報を取り上げています。

信頼に足りる情報とは数千人から数万人という大規模な人と時間をかけて研究し、統計学的にその効果が立証された情報のことです。巷にあふれているような、数人の被験者がその健康法を実践したら、たまたま「健康になった」「ダイエットに成功した」というものとは、明らかに異なるわけです。

研究者によって実験された結果は研究論文という形にまとめられ、「ニューイングランド・ジャーナル・オブ・メディシン」（米国の医学誌）や「ブリティッシュ・メディカル・ジャーナル」（英国の医学誌）といった学術雑誌に投稿されます。

この学術雑誌に掲載されるには、当然ながら厳しい審査に合格しなければいけません。つまり、研究と実験を経てまとめられた研究論文が、学術雑誌に掲載されて、ようやく科学的エビデンスが確立される。健康・長寿情報というのは、こうした研究者たちによる幾重もの努力のうえで、はじめて信頼するに足る情報となるわけです。

さらに質の高い情報として、メタ解析があります。これは、過去に行われた複数の臨床試験の結果を、統計学の手法を用いてまとめ、全体としてどのような傾向が見られるかを解析する研究手法です。

たとえば、本書の42ページにある「リバウンドが少なく効果が長続きするダイエット法」では、世界の12の地域で同様の調査を行い、約157万人の調査結果をまとめて、メタ解析したうえで、「生活習慣病や死亡リスクが下がる」と結論づけています。

人の体に大きな影響を及ぼす健康情報は、このような膨大なデータを統計学に基づいて正しく解析することが、本来あるべき姿なのです。

日本における年間の医療費は、総額で40兆円を超えています。超高齢化社会に突入し、今後ますます医療費が増大していくことは間違いありません。これは、国としての負担はもちろん、国民の一人ひとりの負担が膨大となっていくことを示しています。その一方で、紹介状がない人が大病院で診察を受ける際の初診料が大幅に値上がりしたり、高額な新薬も増えたり、あるいは医師不足なども重なり、今後は簡単に病院へ行けない時代となることも予想されます。

さらに、今後日本人の平均寿命が延びて、２０４５年頃には１００歳に到達するとも言われています。つまり、65歳を過ぎた高齢者となってから35年間を〝老後〟として過ごすわけです。その長い時間を病気の体で過ごしたくはないはずです。そのためには早い「今」のうちから正しい情報に基づいた予防が大切で、「自分の体は自分で守る」予防医学の知識や活動を今から身につけていくことが重要になってきます。

健康な体は一朝一夕に作ることはできませんし、継続していかなければ意味がありません。だからこそ、一時の流行りの「健康情報」に飛びつくのではなく、科学的エビデンスのある確かな情報を得て、継続的に実践していくことが大切といえます。

本書では、「食事」「生活習慣」「運動」「メンタル」という4分野における、エビデンスの確かな健康情報を、クイズ形式にして紹介しています。読み物としても楽しめる内容であるとともに、実行することで健康な体を手に入れ、心身共に充実した人生を送ることができます。

本書に掲載されたさまざまな健康メソッドのなかから、自分に合ったものを探し、実践してみてください。

東海大学医学部教授　川田浩志

もくじ

第2章 生活習慣編

第3章 運動編

第4章 メンタル編

第1章

食事編

Part.1 About meals

死亡リスクを下げるなら、コーヒーは1日何杯？ ｰ米国保健福祉省ｰ

Q

米国保健福祉省が40万人の男女を対象に行った13年間の追跡調査によると、死亡リスクが下がるのはコーヒーを1日に何杯飲む人？

Ⓐ 1日1杯

Ⓑ 1日4杯

Ⓒ まったく飲まない

答え：Ⓑ コーヒーを1日4杯以上飲む人のほうが死亡リスクが下がる

コーヒーは、以前から「体に悪いのではないか」と考えられてきました。色が真っ黒で刺激が強く、胃にも悪そうなイメージがあるからかもしれません。

しかし近年の調査により、それはまったくの濡れ衣であることがわかってきました。コーヒーには、実はさまざまな病気を予防して死亡リスクを明らかに低下させるパワーがあります。悪者どころか、健康の強い味方になってくれる存在だったのです。

米国保健福祉省の研究者は、50～70歳の米国の男女40万人を対象に、コーヒーとさまざまな病気による死亡リスクとの関係を13年間にわたって追跡調査しました。

その結果として示された事実は、**1日4杯以上のコーヒーを飲んでいると、死亡リスクが明らかに低下する**ということでした。死因別では、心臓病、呼吸器疾患、脳卒中、外傷や事故、糖尿病、感染症など、**病気だけでなくケガによる死亡リスクまで有意に低下させる**という、驚くべき結果となりました。なぜ外傷や事故の死亡率まで低下するのか、はっきりした因果関係はわかりませんが、いずれにしても、コーヒーが、少なくとも人の健康に、何らかのよい影響を及ぼしていることだけは確認されたようです。

ちなみにこの時に調査されたコーヒーには特定の銘柄はなく、**インスタントコーヒーやカフェインレスのコーヒーでもじゅうぶん認められる**こともわかっています。

また、スウェーデンのカロリンスカ研究所の研究者らが、1966年から2013年までに報告されたコーヒー摂取と健康の関係に関する調査をまとめ、解析したデータがあります。それによると、コーヒーを飲むことで人々の死亡リスクが下がるのは明らかで、特に1日4杯のコーヒー摂取がもっとも（16％）効果的、ということでした。図らずも米国の調査と同じ結果となっており、その信憑性は高いといえます。

コーヒーががんの発症リスクを低下させるという研究結果もあります。

米国で、90万人の男女を対象とした研究においては、**コーヒーの摂取により口腔がんや咽頭がんの発症リスクが低下する**という結果が出ています。

コーヒーの摂取は死亡リスクを低下させる

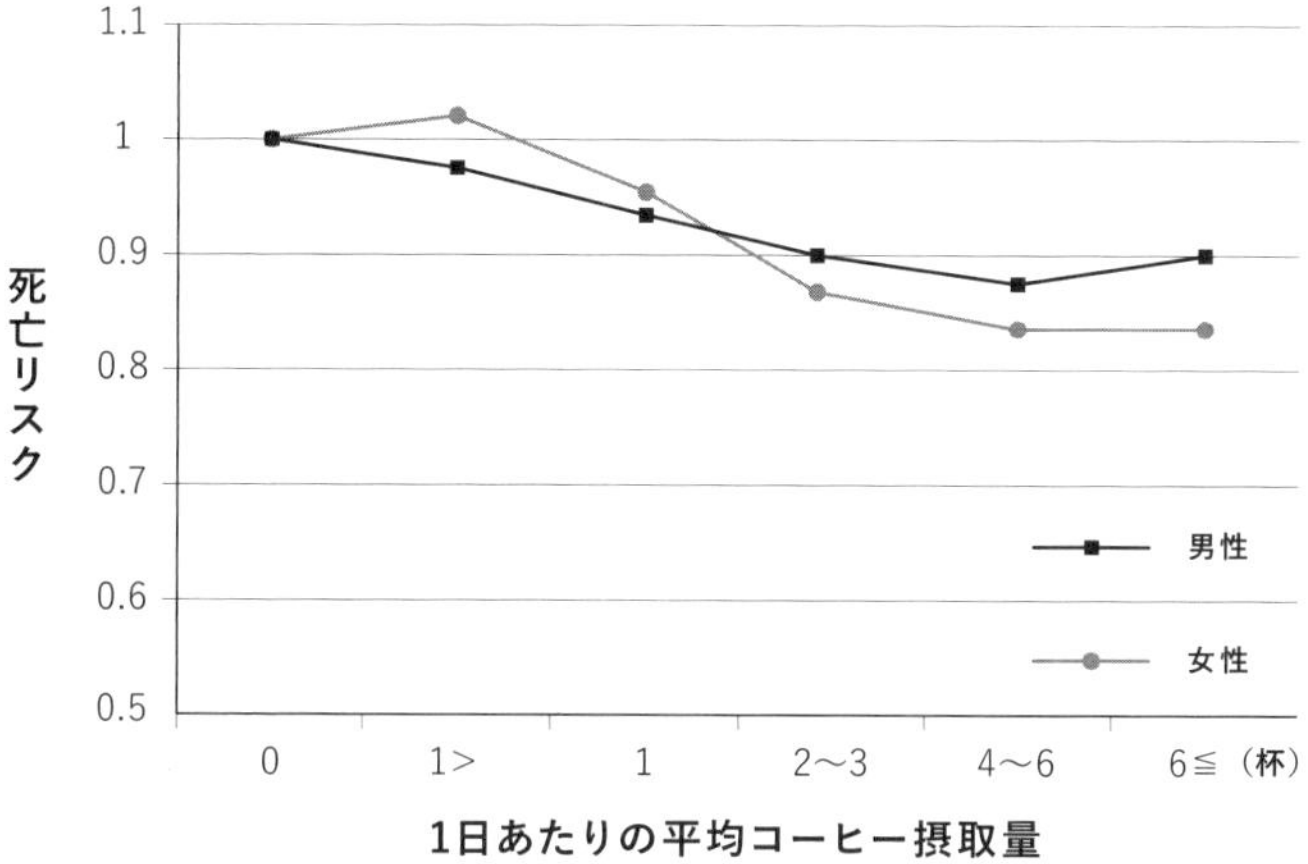

出典：Freedman NDほか. Association of coffee drinking with total and cause-specific mortality. New England Journal of Medicine 2012年 366巻 1891-1904頁

日本では、厚生労働省の研究班による、日本人男女9万人を対象とした10年の追跡調査において、**肝臓がんの発症リスクをおさえる**ということも明らかになっています。コーヒーをほとんど飲まない人の肝臓がんの発症率を1としたとき、毎日1〜2杯飲む人の発症率は0・52、3〜4杯飲む人は0・48とほぼ半減し、5杯以上飲む人にいたっては0・24と、4分の1以下にまで発症率が下がりました。

効果がある部位がなぜ口の中と肝臓なのかといえば、おそらくはコーヒーの成分と直接コンタクトする口と、コーヒーの成分が吸収されてまず到達する肝臓というように、直接的な影響力の強い部位であるからと考えられます。

さらに糖尿病に関しても、フィンランド国立衛生研究所の調査では、コーヒーを1日3～4杯飲む人のII型糖尿病の発症率は、まったく飲まない人に比べて男女ともに3割近く低く、さらに1日10杯以上飲む人では、女性で79％、男性で55％も発症率が低いという結果が示されています。

その他にも、**脳梗塞や認知症、パーキンソン病を予防する**という調査もあります。

いったいあの独特の香りと深い味わいを持つ黒い液体の、どこにこのような力が秘められているのでしょうか。研究者たちは、おそらくコーヒーに含まれているクロロゲン酸などの**ポリフェノールが重要な役割を演じている**のだろうと考えています。

ポリフェノールは植物が作り出す抗酸化物質ですが、赤ワインに多く含まれていることでも知られています。ところが、コーヒーに含まれるポリフェノールは、赤ワインの含有量には及びませんが、ほぼ同じ程度含んでいるといいます。緑茶や紅茶もポリフェノールを含んではいますが、コーヒーの半分程度にすぎません。

クロロゲン酸はインスタントコーヒーにも含まれていますが、**ドリップ式のほうが多く含まれています。**また、浅炒り豆のほうが、深炒りよりも多くのクロロゲン酸が残っています。缶コーヒーでも、最近では「コーヒーポリフェノール」などクロロゲン酸含有を強調した商品も売り出されています。

自宅でドリップ式コーヒーを飲むときには、**なるべく新しいコーヒー豆を使うこと**がポイントです。酸化したものは風味が落ちるだけでなく、健康にもいいとはいえないからです。店で挽いてもらったら、あまり長く保存しないで早めに飲むことをおすすめします。

コーヒーは**寿命を延ばしてくれるだけでなく、脳にもよい影響を与える**ことがわかっています。クロロゲン酸のもつ抗酸化作用はもちろんですが、コーヒーに多く含まれるカフェインの影響もあると考えられています。

カフェインの作用については、脳が活性化されて仕事や勉強の効率が高まるということは、実際多くの人が感じているところだと思いますが、近年はそれも科学的に裏付けがなされつつあります。

北海道大学の研究グループは、**カフェインに記憶力増強効果がある**可能性を指摘して、アメリカの権威ある科学雑誌で発表しました。その他、カフェインが脳を活性化して**高齢者の行動力低下を予防する**という大規模な調査結果もあります。

また、カフェインにもクロロゲン酸にも、代謝機能を向上させて脂肪分解を促す効果があり、**運動などを併用することでダイエットの効果が上がる**こともわかっています。とくに**運動する30分ほど前にコーヒーを飲んでおくともっとも効率がよい**という報告もあります。ただし、ダイエットを目的とするなら、あくまでブラックで。砂糖のたっぷり入った缶コーヒーでは効果は望めません。

こうした成分のほかにも、コーヒーの秘められた力といえば、あの深い香りでしょう。

コーヒーを飲んでいる人はうつ病にかかりにくいというデータもありますが、そうした精神的な効用やリラックス効果は、独特の香りとも無縁ではなさそうです。アメリカで行われた実験では、**コーヒーの香りが漂っているところでは意見がまとまりやすかったり、人に対して優しくなる傾向がある**という興味深い結果も得られています。

まさに「魔法の飲み物」とも思えるコーヒーですが、ひとつだけ注意すべき点があります。それは、**カフェインの過剰摂取**です。短期で大量に摂取すると、頭痛や嘔吐、呼吸困難などの症状が現れることがあり、最悪死に至るケースもあります。

もっとも、カフェインの錠剤やエナジードリンクなどを併用してたくさん飲んでいるようなことがない限り、コーヒーだけで急性の中毒症状はまず起きないでしょうが、カフェインに対する許容量というのは人それぞれですから、用心は必要です。万一、気持ちが悪くなったりしたらすぐに飲むのを止めましょう。ちなみにカフェインの量は、ドリップ式がもっとも多く、インスタントコーヒーはその半分程度、紅茶や玉露以外の緑茶は4分の1程度です。ただし缶コーヒー1本分は量も多めなので、1本飲むとドリップ式100ミリリットルの1・5倍のカフェインを摂取したことになってしまいます。

もしカフェインに弱かったり、抵抗を感じたりするなら、カフェインレスのコーヒーでも十分な効能が見込めますから、そちらをおすすめします。個人的には、「**もしコーヒーが飲める体質なら、飲まないと寿命を損する**」と考えています。それほどコーヒーの力はすばらしいものなのです。

まとめ

コーヒーは、
カフェインに気を付けつつ毎日飲むべき！

沖縄県民の男性の平均寿命は全国何位？

－厚生労働省－

Q

「長寿」のイメージが強い沖縄県ですが、厚生労働省が発表した2010年の「都道府県別生命表」で、男性の沖縄県民の平均寿命は、47都道府県のうち何位？

Ⓐ ベスト3以内

Ⓑ 10位以内

Ⓒ 30位以下

答え：Ⓒ　30位以下

沖縄県のイメージとして、「長寿」を思い浮かべる人は多いのではないでしょうか。ところが、実は近年の調査ではむしろ**若い世代の死亡率が高い「短命県」**であるということがわかっています。

厚生労働省は、「都道府県別生命表」として5年ごとに国民の平均寿命を調査、発表していますが、過去を振り返れば、たしかに1985年の時点では沖縄の平均寿命が男女ともに全国トップとなっています。おそらくこのあたりから、温暖な気候や南国気質の大らかな県民性などもあいまって、長寿、健康というイメージがついたのかもしれません。

しかしその後の調査では、意外なことがわかっています。

まず男性の平均寿命が1990年に5位に転落しました。2000年には全国平均を下回って26位となり、2010年には30位にまで一気にランクダウンしました。女性の平均寿命は長らく1位を維持してきましたが、2010年についに首位から陥落

都道府県別平均寿命

	男　性		女　性	
順位	都道府県	平均寿命(歳)	都道府県	平均寿命(歳)
	全　国	79.59	全　国	86.35
1	長　野	80.88	長　野	87.18
2	滋　賀	80.58	島　根	87.07
3	福　井	80.47	沖　縄	87.02
4	熊　本	80.29	熊　本	86.98
5	神奈川	80.25	新　潟	86.96
6	京　都	80.21	広　島	86.94
7	奈　良	80.14	福　井	86.94

出典：厚生労働省（2010年）

し、3位となりました。

特に問題視されているのは、高齢者を除いたときの寿命の短さです。沖縄には80代、90代でも元気な人がたくさんおり、その高齢者たちが平均寿命を押し上げていますが、**65歳未満に限ればその死亡率は全国有数**となっています。

２０１０年の調査では、男性は20代から40代、女性は40代の死亡率が全国平均を上回っており、なかでも30代後半から40代前半の男性と、40代後半の女性の死亡率は全国でトップです。現在のお元気なお年寄りが亡くなってしまうと、

沖縄の平均寿命は最下位近くまで落ちることになりそうです。

なぜ、沖縄の短命化が進んでしまったのか。その大きな理由のひとつは、**食生活の変化**にあるとされます。

沖縄では古くから「医食同源」の考え方が浸透し、体にいい食べ物を「クスイムン」つまり「薬になるもの」といって積極的に摂る文化がありました。

また、戦前の沖縄では、イモ類や野菜、海藻、魚、大豆食品がよく食べられ、豚肉も下茹でして脂を落としていました。他県のような漬物文化もなく、塩分摂取量も抑えられていたと考えられます。

ところが、戦争が沖縄の食文化を一変させます。

敗戦後、沖縄を統治したアメリカ軍の軍用食料からコンビーフハッシュやポークランチョンミートといった肉加工品が大量にもたらされ、急速に**食の欧米化**が進みました。欧米の食文化の象徴ともいえるファストフード店も、全国に先駆けて一気に広まりました。その影響は現在にも色濃く残され、2006年の「事業所・企業統計調査」では、人口10万人あたりのハンバーガーショップの数が7・96軒で全国一の密度となっています。

ファストフードに関しては、その**摂取回数が多くなるほど、冠動脈疾患による死亡リスクが上昇する**という研究があります。これは、米国に在住している中国系シンガポール人を対象とした調査研究で、生活習慣などから発症する「II型糖尿病」と「冠動脈疾患」に対するリスクを推定したものです。II型糖尿病については4万3176人、冠動脈疾患については5万2584人を対象に調査が行われた結果、ファストフードを週2回以上食べている人は、食べていない場合より1・27倍II型糖尿病になりやすく、心筋梗塞などの冠動脈疾患による死亡リスクも1・56倍高いことが判明しました。

沖縄では近年、心筋梗塞や脳梗塞など血管のトラブルが引き起こす病が死因として急速に増えていますが、その原因こそが**食の欧米化により子どものころからファストフードをはじめとした高カロリー・高脂肪の食事に親しんでいること**なのです。

加えて、鉄道のないアメリカ型の車社会で運動不足になりやすいことなどもあってか、沖縄にはメタボリック症候群の県民が多くいます。2010年の「国民健康・栄養調査」によれば、沖縄県の肥満率は全国で1位であり、男性の実に45・2%がメタボリック症候群でした。

こうした背景から、**脂肪摂取量が急増した1970年代に幼少時代を過ごした、現在働き盛りの世代の死亡率が、著しく上がっている**と考えられます。

ただ、この現象は、もはや沖縄県だけの問題ではありません。全国に先駆けて食の欧米化が進んだ沖縄だからこそ、そのひずみが初めに現れたと見るべきです。日本では現在でも食の欧米化が進行していますから、誰もが「明日は我が身」と認識し、食生活を見直す必要があります。

ちなみに現在、**全国の平均寿命のトップを走るのは長野県**で、男性は80・88歳、女性は87・18歳と、男女とも1位となっているのですが、実は長野県も初めから長寿県だったわけでありません。ご存じのように長野県は、冬、雪に閉ざされる地域も多いために保存食が発達しており、漬物や味噌など塩分の多い食生活が習慣化していました。このため一時は脳卒中ワースト1位という不名誉な称号を与えられたこともありましたが、県民がこれではいけないと一念発起、「食生活改善推進協議会」などを組織して、減塩や野菜の摂取促進を人々に働きかけるようなったのです。この活動がなにより効果的だったのは、医師や看護師、保健師など医療に携わる専門家だけでなく、日ごろ台所を預かる地域の主婦一人ひとりが保健指導員となって減塩運動を指導したり、健診をすすめたりするなど、まさに**県民が一丸となって健康対策に取り組んだ**点だとみられます。

そこで、沖縄県民の方には少々申し訳ありませんが、長寿日本一を自ら勝ち得た長野県民の食生活に、長生きのためのカギを探ってみることにしましょう。

もっとも注目すべきなのは、**長野県民の野菜摂取量**だと思われます。男女ともに全国1位。しかも、厚生労働省が目標の目安としている1日の野菜摂取量350グラムを、ゆうに上回っています。ちなみにこの目標をクリアしているのは、男性では長野県のほかには2位の島根県だけ。女性では、長野県以外にありません。全国平均が男

野菜摂取量の県別ランキング

年齢区分の平均年齢（男女とも56歳）を用い、年齢調整を行った。

	男性		女性	
順位	都道府県	平均値（g/日）	都道府県	平均値（g/日）
	全国	297.0	全国	280.2
1	長野	379.4	長野	364.8
2	島根	358.3	島根	323.4
3	新潟	333.1	東京	312.1
4	東京	332.1	山梨	310.4
5	山梨	331.3	新潟	308.4
6	岩手	331.2	群馬	306.7
7	山形	327.9	秋田	302.1

平成24年健康日本21・国民栄養調査から

性で297グラム、女性では280グラム程度ということを考えると、どれだけすごい数字かが見て取れます。

実は、県を挙げての運動で減塩がすすんだとはいえ、長野県民の塩分摂取量はまだ高く、岩手県と1、2位を争っています。それなのになぜ長寿日本一になれたのかといえば、おそらく野菜をたくさん摂ることによって、**野菜に含まれるカリウムの作用で塩分が排出されているの**ではないかと考えられます。

こうした長野県の取り組みをみても、正しい知識と食事や生活への意識によって、寿命を延ばすことは十分可能なのだということが、わかっていただけるのではないでしょうか。

まとめ

食生活を見直し、欧米化に歯止めをかけることで、末永く健康でいられる

お酒を飲む人必読！ 体に良い「おつまみ」とは？ －ハーバード大学－

Q

ハーバード大学公衆衛生大学院の研究者らが20年以上にも及ぶ調査を分析してわかった、「ナッツの摂取」によって得られる健康効果はどれ？

Ⓐ 皮膚の美白効果

Ⓑ がんや心臓病などによる死亡リスクの軽減

Ⓒ 抑うつの予防効果

答え：Ⓑ　ナッツには、がんや心臓病など死亡リスク軽減の効果がある

お酒を飲む人にとってはおなじみのおつまみのひとつ、ナッツ（木の実）。ワインやウィスキーなど洋酒のお供として親しまれています。

しかし実は、ナッツはお酒を飲む人だけの「おつまみ」にしておくのはもったいないほどの健康食材であり、**習慣的に食べることでいくつものポジティブな効果を体にもたらしてくれる**のです。

ハーバード大学公衆衛生大学院の研究者らは、アメリカ人の男女10万人以上を対象として、ナッツの摂取とさまざまな病気による死亡リスクの関係を調査しました。

そして、20年以上にもおよぶ追跡調査から判明したのが、1日28グラム以上のナッツを週2回以上食べている人は、ナッツを全く食べていない人よりも死亡リスクが約15％も減少するという事実でした。

また、そのデータをさらに死因別に細かく解析したところ、**がん、心臓病、呼吸器疾患による死亡リスクが明らかに低下する**ということもわかりました。

さらに、カリフォルニアのロマリンダ大学の研究チームが、米国の内科専門誌「アーカイブズ・オブ・インターナル・メディシン」に発表したところによると、ナッツには悪玉コレステロールや中性脂肪を減少させる効果もあるといいます。これは、世界7カ国で行われた25の研究をまとめて解析したもので、血液中の悪玉（LDL）コレステロール値や中性脂肪（トリグリセライド）値が正常より高い人に、ナッツを3週間以上毎日摂取してもらい、その値の変化を観察しました。その結果、**1日あたり平均67グラムのナッツを摂取すると、悪玉コレステロールと中性脂肪の値が改善される**というデータが得られたのです。

悪玉コレステロールや中性脂肪は動脈硬化の原因ともなり、数値が悪いままの状態でほうっておくと動脈硬化が進んで心臓病、高血圧、脳卒中といった、さまざまな生活習慣病にかかるリスクが高くなりますが、ナッツはそれを予防してくれるわけです。

これらの実験結果からいえるのは、**ナッツを適量食べ続けることで、あなたの寿命が延びる**可能性がおおいにあるということです。

ナッツにこのような健康改善効果がみられる理由としてまず挙げられるのは、ナッツに多く含まれる「不飽和脂肪酸」という油です。

一般に「油」というと健康に悪いイメージが強いようですが、実は、油にはいくつかの種類があり、すべての油が悪者というわけではありません。むしろ、日ごろから意識して摂取したほうがよい油もあり、**どんな油をどのくらい摂取するかが、私たちの健康を大きく左右する**ことがわかっています。

油の種類には、肉やバターなど動物性食品に含まれる飽和脂肪酸と、魚や植物に含まれる不飽和脂肪酸とがあります。

飽和脂肪酸は体内で固まりやすく、血液の粘度を高めて流れにくくします。そのうえ中性脂肪や悪玉コレステロールの合成を促すため、摂りすぎると動脈硬化や心筋梗塞、脳梗塞などの生活習慣病につながります。いうまでもなく、健康のためには摂りすぎに注意したい油です。

一方の不飽和脂肪酸は常温で固まりにくく、体内でも液体として存在し、血中の中性脂肪やコレステロール値を調節して生活習慣病を予防する働きがあるといわれています。このため、油を摂取するなら、できるだけ不飽和脂肪酸の割合を多くしたほうがよいのです。

ナッツに多く含まれている油は、まさにこの不飽和脂肪酸なのです。なかでも、くるみには不飽和脂肪酸のひとつ「αリノレン酸」という油が多く、摂取すると体内でDHAやEPAという成分に変化します。これらの成分は青魚に含まれることで知られていますが、血流を促し動脈硬化を予防したり、脳機能の改善にも効果があるといわれています。このように、**ナッツに含まれる油は、健康を維持するために欠かせない役割を持っている**のです。

それだけではありません。ナッツにはビタミン・ミネラル・タンパク質などの栄養素がバランスよく入っているほか、**肥満予防に重要な働きをする食物繊維も豊富に含まれています。**

ナッツにはさまざまな種類がありますが、3大ナッツと呼ばれるのは、アーモンドとマカダミアナッツ、くるみです。ナッツとして広く親しまれているピーナッツは、実は豆の一種であり木の実ではありませんが、ナッツと変わらない効果が得られることもわかっています。

健康への効果はどのナッツも認められていますが、たとえばアーモンドの場合は食物繊維が多く、便秘解消に効果があります。また**若返りビタミン**と言われるビタミンEの含有量も多いので、女性にはうれしい食材です。アーモンド1粒はおよそ1グラム。1日20〜25粒程度が適量とされます。マカダミアナッツは、ハワイ土産のチョコレートでも有名ですが、**老化防止やコレステロール値を正常化する作用**のあるパルミトレイン酸という成分が多く含まれています。1粒で2グラム程度あり、1日5粒程度が目安です。くるみに含まれるαリノレン酸の効果については先ほど触れましたが、くるみにもアーモンド同様豊富な食物繊維が含まれ、**便秘解消や美肌効果**も期待できます。くるみひとかけは3グラム程度で、1日の適量は7かけ程度とされています。

このように、美容にも健康にもうれしい効果が目白押しのナッツ類ですが、一方で脂質が多くカロリーが高いのも気になります。

「ナッツを毎日食べたら太りそう」「ナッツはカロリーが高いジャンクフード」というイメージがあって、なかなか手を伸ばせない人もいるようですが、それは誤解です。このような説が流布したのは、おそらくナッツのカロリーだけを取り上げて論じたせいだと考えられます。実際に、アーモンドは10グラムあたり60キロカロリー、マカダミアナッツは72キロカロリー、くるみは67キロカロリーなど、他の食材と比べると少々高カロリーです。先にあげた1日の目安量を摂取したとすると、アーモンドやくるみでは、大人の茶碗に半分強程度のごはんを食べたのと同じカロリーになってしまいますから、なるほど「ナッツは太る」と考える人が多いのも無理はありません。

ところが実際には不思議なことに、ナッツはこれほど高カロリーでありながら、**体重減少に関与する代表的なダイエット食材**ということがわかっているのです。

アメリカの男女12万人を対象に、4年間の食事内容と体重変化との関係を調査したデータがあります。

それによると、フライやポテトチップス、赤身肉などの摂取には、体重増加に関連が見られるのに対し、ナッツは、野菜・フルーツ、全粒粉穀物、ヨーグルトなどとともに体重減少に関連しており、**ダイエット効果のある食材**であることが示唆されています。

ナッツとヨーグルトの組み合わせは、すぐれたダイエット効果が期待できるのです。

私たちは、ダイエットを考えるときに、カロリーばかりに目を奪われがちですが、食材は、**カロリーだけでなく、栄養素や糖分、脂質の種類などさまざまな成分によって総合的に影響を及ぼす**ものだということを忘れてはならないといえるでしょう。

ひとつ気をつけなくてはならないのは、アレルギーです。日本に比べナッツの消費量が多い欧米では、ナッツアレルギーが増加しているといいます。アメリカでは、子どもが好きなピーナッツバターがアレルギー源となることも多く、問題となっています。前述のようにピーナッツはナッツではないので「ナッツアレルギー」とはいえないのですが、いずれにせよ日本でも子供のお菓子からお酒のおつまみにまで人気の食材なので、注意が必要でしょう。

アーモンドやくるみなどの「本物の」ナッツ類でも、もちろんアレルギーが出ることがあります。症状としては、じんましんや口、喉のかゆみや吐き気のほか、ひどくなると呼吸困難が生じて命にかかわることもありますから、少しでも気になる症状が出たら医師に相談してください。

また、おつまみには、よく塩のきいたナッツが出されますが、残念ながらそれでは塩分の摂りすぎになってしまいますから、**できるだけ無塩のもの**をおすすめします。

このところの健康ブームで、ようやく日本人にも少しずつ注目されるようになってきたナッツ類ですが、こうしてみるとまさに〝ミラクル食材〟。アレルギーの心配がない人は、ぜひ、いろいろな種類のナッツを楽しんでみてはいかがでしょうか。

まとめ

ナッツを積極的に食べれば、寿命が延びる可能性が高い！

リバウンドが少なく効果が長続きするダイエット法とは？

－ニューイングランド・ジャーナル・オブ・メディシン－

Q

世界的権威のある米国の医学誌「ニューイングランド・ジャーナル・オブ・メディシン」に掲載された、リバウンドが少なく効果が長続きするダイエット法は？

Ⓐ 肉の脂身などを控える「低脂肪ダイエット」

Ⓑ ごはんやパン、麺などを控える「低炭水化物ダイエット」

Ⓒ オリーブオイルや魚、ヨーグルト、ナッツなどを食べる「地中海ダイエット」

答え：Ⓒ オリーブオイルや魚、ヨーグルト、ナッツなどを食べる「地中海ダイエット」

脂が滴るような肉や、ゴマ油をたっぷり注いだ中華鍋で鮮やかに炒められた中華料理の一品などは、食欲をそそる一方、見るからに「ダイエットの敵」ですね。痩せるためにはまず、最初に控えなくてはいけないと誰もが感じる料理でしょう。

しかしこうした直感に反して、**脂肪分の摂取をおさえてもダイエット効果はさほどでもない**ことが、研究で明らかになっています。

臨床医学系ではもっとも広く読まれ、権威を誇る医学誌「ニューイングランド・ジャーナル・オブ・メディシン」に、一般的によく知られるダイエット法に関する比較研究が掲載されました。

322人の肥満者を対象として、比較研究されたダイエット法は3つ。まず、脂肪分の摂取を控えめにする「低脂肪ダイエット」。次に、炭水化物の摂取を抑える「低炭水化物ダイエット」。そして食事内容を地中海風にする「地中海ダイエット」です。ちなみに地中海ダイエットは、日本ではあまりなじみがないかもしれませんが、世界的には注目されているダイエット法です。詳しくは後述します。

結論からいうと、**短期間でもっとも効果があったのは、低炭水化物ダイエット**でした。実験では、最初の2カ月間、炭水化物の摂取量を1日20グラムに制限して体重を減らし、その後は痩せた状態を維持しながら、徐々に摂取量を上げていく（最大120グラム）という手法が取られました。日本人の炭水化物摂取量の平均は1日約270グラムといわれており、小盛りのごはん一膳でも炭水化物量は約110グラムですから、1日20グラムというのはなかなかハードルが高いかもしれません。

他の2つは1日の摂取カロリーの上限を定めて行ったのに対し、炭水化物ダイエットは、「炭水化物さえコントロールすれば他はいくら食べてもいい」という条件下だったにも関わらず、体重はぐっと減少しました。

次に効果が認められたのは、**地中海ダイエット**です。短期間での効果こそ及ばなかったものの、**長期的には炭水化物ダイエットと同じレベルまで体重が落ちました。**それらに比べると、低脂肪ダイエットの効果は残念ながらいまひとつでした。

中年世代になってくると特に、ダイエットの目的の多くは「**痩せて健康になるこ**

と」だと思いますが、体重を落とすこと自体が目的となり、健康を損なうような手法をとってしまっては本末転倒です。例えば、炭水化物を絶って食事量も減らせば体重を一気に落とすことは可能かもしれませんが、炭水化物は体に必要な3大栄養素のひとつであり、過剰に減らすと脳に栄養が足りなくなって集中力を欠いたり、肝機能が低下したり疲れやすくなったりという不健康な状態を招いてしまいます。

なんらかの栄養素を控えるようなダイエットを始める際には、盲目的に「摂らない」のではなく、できれば医師など専門家の知恵を借り、適切な摂取量を知ったうえで行ってほしいところです。

さて、冒頭の実験に戻ってみましょう。比較研究された3つのダイエット法のなかで「地中海ダイエット」だけが、「何かを食べない」ことよりも、「何を食べるか」に主眼をおいていることにお気づきでしょうか。もちろん、スイーツや赤身肉・加工肉などのように、一定の制限が設けられているものはありますが、このダイエット法で大事なのはむしろ、**野菜やフルーツ、ナッツ類やオリーブオイルなどを「きちんと摂ること」**。つまり、普段の食事からただ何かを引き算するのではなく、「何を食べるのか」、食材そのものを見直すことからスタートするのが、地中海ダイエットなのです。

短期間で見れば低炭水化物ダイエットの方が痩せたのに、なぜクイズの正解が地中海ダイエットになっているのかといえば、低炭水化物ダイエットのようにひとつの食材を引き算するだけのダイエット法は、どうしてもストレスが大きく、いったん体重が減少しても、すぐにまたリバウンドしてしまうことが多いからです。その点、地中海ダイエットは、食生活全体をバランスよく見直すダイエット法なので、抑制されることによるストレスが小さいため**リバウンドも少なく、効果が長続きしやすい**のです。

では、この地中海ダイエットとはいったいどのようなダイエット法なのか、ここで少し詳しく見てみましょう。地中海ダイエットとは、その名の通りギリシャや南イタリアなど地中海沿岸に住んでいる人々の食事スタイルを取り入れたダイエット法です。以前から、地中海沿岸では心臓病などの疾患が少ないといわれており、食生活との関連が指摘されていました。地中海沿岸の人々が多く口にする**野菜やフルーツ、穀類、オリーブオイル、豆やナッツ類、魚、そして適量のワインといった食材に、健康の秘訣がある**のではないかと考えられたわけです。近年、多くの学者によってその科学的エビデンスが立証されたために、地中海ダイエットとして世界中の注目を浴びるようになってきました。

イタリア人の研究者らは、１９９５年から２００８年にかけて世界中で行われた地中海風食生活と健康に関する12の調査結果をまとめ、約１５７万人分のデータを解析しました。そこから明らかになったのは、地中海風の食生活を心がけるようにすると、**重大な生活習慣病を含めたさまざまな病気によって死亡するリスクが明確に低下する**ということでした。

一例を挙げると、心血管疾患（脳卒中、心筋梗塞など）による死亡リスクは９％低下し、がんの罹患率と死亡率も６％低下しました。こうしていくつもの病気の罹患率や死亡率が抑えられた結果、全体の死亡リスクは９％低下するという結果が出ています。

また、脳の変性疾患や認知機能の低下も予防し、**パーキンソン病やアルツハイマー病の罹患リスクが13％も低下する**こともわかっています。

この研究チームはその後も調査を続け、新たに提示された18の調査結果を用いて同様の解析を行っていますが、やはり同じ傾向がみられることを確認しています。

さらに興味深いのは、ハーバード大学の研究者たちの報告です。地中海風の食事スタイルを心がけている人ほど、**染色体の末端にあって寿命の長さを司るとされる「テロメア」という部分が長い傾向にある**というのです。

なぜこうした効果があるのか。

すべてが明らかにされているわけではありませんが、その大きな理由として考えられるのが、地中海風の食事スタイルが優れたダイエット効果を発揮して肥満を改善したことです。また、血液中の悪玉コレステロール値や中性脂肪値、血糖値の上昇などを改善する効果があることも関連しているといえます。

地中海風の食事スタイルの特徴は、野菜やフルーツ、穀類、豆やナッツ類などで食物繊維を豊富に摂ることです。食物繊維は人間が持つ消化酵素では消化しにくい成分であることから消化が遅いため、食後の血糖値の上昇を緩やかにしたり、腹持ちを良くしたりと、健康的なダイエットには欠かせない栄養素といえます。

地中海ダイエット

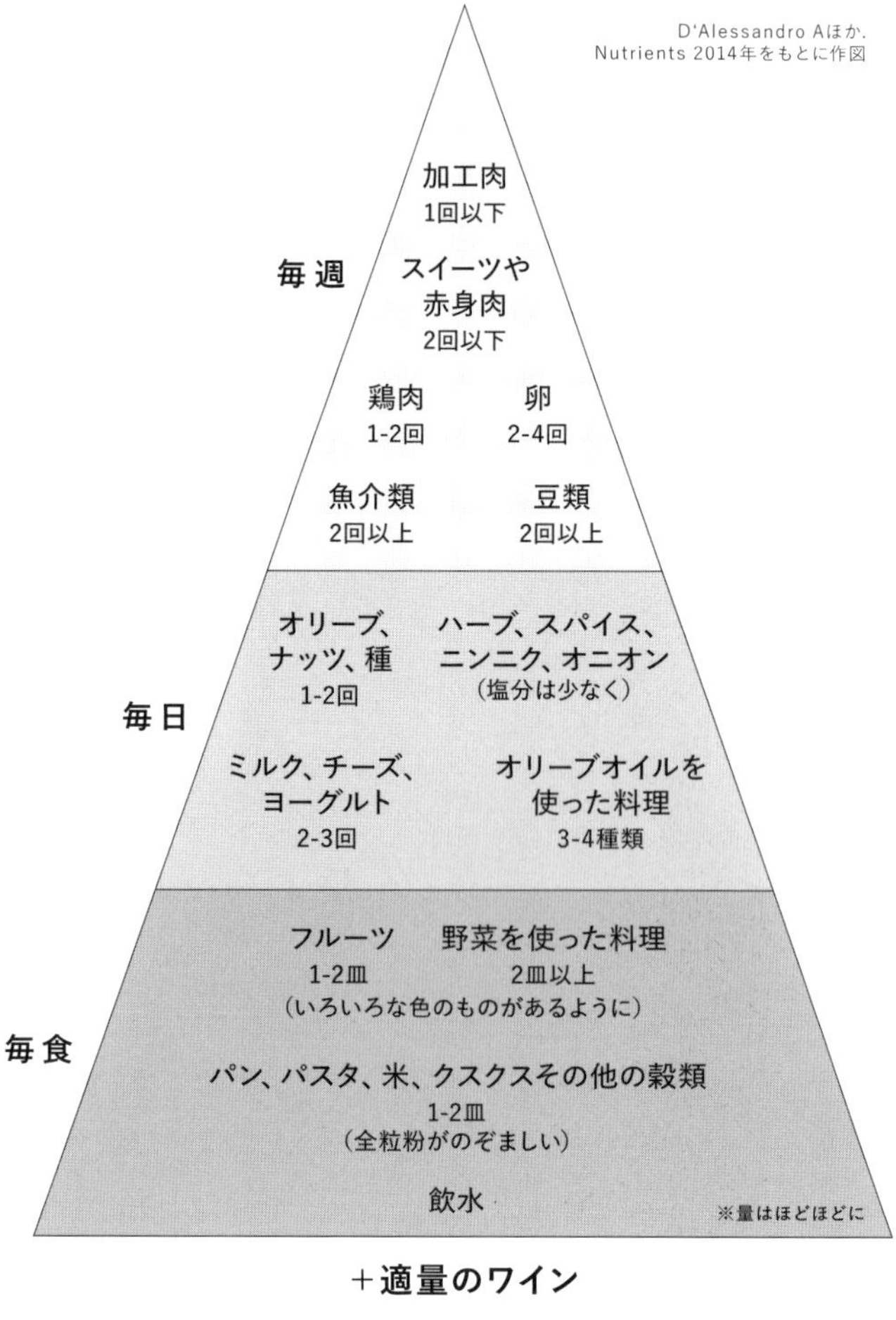
D'Alessandro Aほか.
Nutrients 2014年をもとに作図
毎週
加工肉
1回以下
スイーツや
赤身肉
2回以下
鶏肉
1-2回
卵
2-4回
魚介類
2回以上
豆類
2回以上
毎日
オリーブ、
ナッツ、種
1-2回
ハーブ、スパイス、
ニンニク、オニオン
(塩分は少なく)
ミルク、チーズ、
ヨーグルト
2-3回
オリーブオイルを
使った料理
3-4種類
毎食
フルーツ
1-2皿
野菜を使った料理
2皿以上
(いろいろな色のものがあるように)
パン、パスタ、米、クスクスその他の穀類
1-2皿
(全粒粉がのぞましい)
飲水
※量はほどほどに
+適量のワイン

また、前節でお話したように、ナッツに含まれる不飽和脂肪酸は健康に欠かせない脂質ですが、地中海ダイエットではナッツに加えて**オリーブオイルや魚など、不飽和脂肪酸を多く含む食材を多用している**ところもポイントです。

こうして、食物繊維と不飽和脂肪酸をうまく取り入れた食事が習慣化していることで、地中海沿岸の人々は、燦々と輝く太陽のもと、末永く人生を謳歌することができているのです。

食事スタイルに少し気を付けるだけで、ダイエットができる上、寿命まで延ばすことができるのですから、私たちも取り入れない手はありません。

まとめ

地中海風の食事スタイルを取り入れれば、ストレスも少なく、無理のないダイエットが自然に続けられる。しかも健康になり、寿命が延びる！

がんの予防にもっとも効果的な食品は？

－アメリカ国立がん研究所－

Q

1990年にアメリカ国立がん研究所（NCI）が発表したがん予防の研究で、がんの予防にもっとも効果的とされた食品は次のうちどれか？

Ⓐ にんにく

Ⓑ トマト

Ⓒ レモン

答え：Ⓐ にんにく

野菜の中でも、好き嫌いの分かれる食材のひとつである、にんにく。その強烈なにおいから、「嫌いではないけれど口臭が気になるので食べない」という人もいると思います。

しかしそれはとてももったいないことです。なぜならにんにくは、**植物性食品の中でもっとも「がん予防」に効果がある**ことがわかっているからです。

がんは、日本人の半数がかかる国民病。1981年以来、死因のトップであり続け、近い将来3人に2人はがんになるとも言われており、現在も3人に1人はがんで亡くなっています。もし食のレベルでがんをある程度予防できるなら、私たちの寿命はさらに大きく延びるはずです。

がんと食生活の関連を調べた研究として有名なのが、アメリカの国立がん研究所（NCI）が発表した「デザイナーフーズ・ピラミッド」です。野菜や果物、穀類、海藻類などの植物性食品に含まれている成分を調べ、その中でがん予防効果が期待できるものをリストアップして、効果が高いと考えられる順にピラミッド型に並べました。

その頂点に君臨する食材が、にんにくなのです。

少しわき道に逸れますが、なぜアメリカでこのような研究が行われたかについて、簡単に触れておきましょう。

1960年代後半のアメリカでは、生活習慣病の増大で国民の医療費が膨れ上がり、「心臓病の治療費だけでアメリカ経済がパンクしかねない」と言われるほどの状態になっていました。当時のニクソン大統領は、生活習慣病の治療技術開発に対して予算を投入しましたが、はかばかしい成果は上がらず、次第に治療よりも予防を重視した対策に重きが置かれるようになりました。

1977年には、アメリカ人の食生活に対し「**生活習慣病は肉食中心の偏った食生活がもたらしたものであり、薬では治らない**」と断じた「マクガバン・レポート」が社会に衝撃を与えます。それ以来アメリカでは、食事を通じて病気を予防する研究が

デザイナーフーズ・ピラミッド

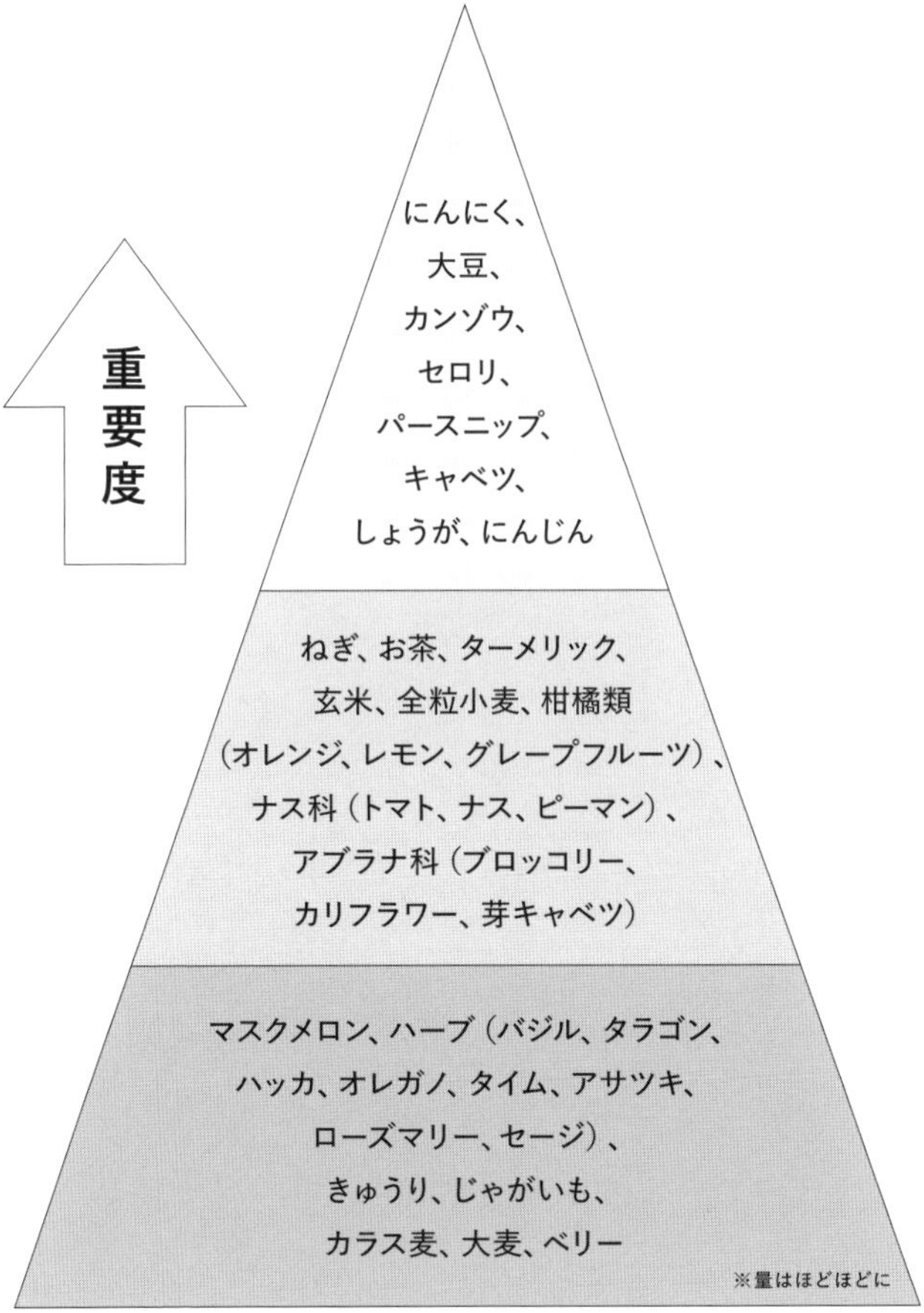

がん予防の可能性のある食品 ※米国立がん研究所発表

盛んにおこなわれるようになりました。そうした経緯から生まれたひとつの成果が、デザイナーフーズ・ピラミッドというわけです。

そこで、がん予防の王様とされる、にんにくの話に戻りましょう。

前述の研究以外にも、にんにくががん予防に良いというエビデンスは世界中で多数得られています。

もちろん一口に「がん」と言っても、がん化する部位はさまざまで、その種類によっても効果のある食べ物は異なるといいます。ところがにんにくの場合には、実に**多くの種類のがんに対して予防効果を発揮する**ことがわかっているのです。

ヨーロッパでは、10カ国の男女を対象として、がんと栄養摂取の効果を調べる実験が行われました。その結果、にんにくと玉ねぎの摂取量が多いほど大腸がんのリスクが下がることがわかっています。

フランスで実施された試験では、にんにく摂取量の増加と乳がんリスクの減少との間に有意な関連が指摘されています。とくに**食物繊維とにんにくおよび玉ねぎの摂取量が多いほど、乳がんリスクは減少**していました。

アメリカで行われた「アイオワ州女性健康調査」では、高齢女性を対象として、食事や体脂肪の分布およびその他の危険因子とがんの発症率との関連性が、大規模に調査されました。その結果、**にんにくの摂取量と結腸がんリスクの間に強い相関**が認められ、もっともにんにくを食べていた女性群では、もっとも少なかった女性群と比べ、50％もリスクが減少していました。また、サンフランシスコのベイエリアで行われた試験では、にんにくを大量に摂取した人は、少量しか摂らなかった人に比べ、**前立腺がんのリスクが54％減少した**という結果が出ています。

中国でも、にんにくの摂取量とがんリスクに関する研究がいくつか実施されています。それによると、にんにくが食道がんおよび胃がんのリスクを減少させる可能性が強く、前立腺がんのリスクも約50％減少すると報告されています。

なぜこうした効能があるのかといえば、いくつもの要因が考えられています。

まず、にんにくに含まれる硫黄化合物が、発がん性物質を代謝・解毒することで無害化し、体外に排出する働きがあるということ。特に、肝臓障害や動脈硬化の原因ともなる過酸化脂質を代謝し、減少させる効果があることが実験でわかっています。

次に、がん化した細胞を死滅させることで、がん細胞の増殖を抑えること。アリルスルフィド類という成分に、この効果があることが確認されています。

そして、免疫機能を強化し、発がん性物質やがん細胞の除去を促進すること。硫黄化合物が、免疫力を強化する働きがあるとされています。

以上のような複合的な効果により、**にんにくはがん予防食材の頂点に君臨**しているのです。


その他にも、にんにくには、**血液の循環をよくする、消化を促進して胃腸を整える、疲労回復や滋養強壮効果**など、さまざまな効能があるといわれています。

特に疲労回復の効能につながる要素のひとつとして挙げられるのが、「ビタミンB1」との相乗効果です。

ビタミンB1は、糖質をエネルギーに変換するための潤滑油のようなもの。エネルギーを生産し、脳のブドウ糖の代謝も促すので、肉体的にも精神的にも元気の素となる存在です。

ただ、ビタミンB1はもっとも取り入れにくい栄養素のひとつです。

そもそもほとんどのビタミンは体内で作ることはできないため、食べ物から摂るしかないのですが、ビタミンB1は水溶性で水に溶けだしやすく、また熱に弱い性質もあるため、調理の過程でどんどん失われてしまいます。また、せっかく体内に入っても糖分を摂ると消費されていきますから、ジュースやお菓子など甘いものを食べればやはり失われていきます。さらに一定量以上はすべて吸収されずに体外に排出されるため、体内に蓄えることができないので、毎日摂取しなければならないのです。

このようなやっかいな特性をもったビタミンB1ですが、にんにくと一緒に摂ることで、性質が一変します。

にんにく独自の成分である「アリシン」は、ビタミンB1と結合することで「アリチアミン」という物質に変わります。アリチアミンは水や熱に強く、腸からの吸収率もいいのでスムーズに体内に取り込むことができ、しかも血液中にある程度貯蔵することができます。こうしたことから、**にんにくとビタミンB1を一緒に摂取することで、相乗効果が見込める**のです。

ビタミンB1は、豚肉などに多く含まれますから、一緒に食べるよう心掛けると、疲労に強い体作りに一役かってくれるかもしれません。

ちなみにアリシンは、あの強烈なにおいの元となる成分です。「良薬口に苦し」ならぬ「口に臭し」といったところでしょうか。

このように、にんにくは日々の健康をサポートしてくれる強い味方といえますが、いったいどれだけの量を摂れば効果が期待できるのか。

そのはっきりとした目安は明らかになっていないのですが、世界保健機構（WHO）による成人の一般的な健康促進ガイドラインでは、**生にんにくならおおよそ一片**とされています。

生をすりおろして食べるのがもっとも効果的ですが、口臭などの観点からあまり現実的とはいえませんので、加熱して料理に使ったりしながら、**日常的に食べるようにする**といいでしょう。

まとめ

にんにくを習慣的に食べれば、
いくつものがんの予防になる！

「1日1個のりんごで医者いらず」のことわざは真実？

－オックスフォード大学－

Q

英国の権威ある医学誌「ブリティッシュ・メディカル・ジャーナル（BMJ）」に発表されたオックスフォード大学の研究によると、英語のことわざ「An apple a day keeps the doctor away.（1日1個のりんごで医者いらず）」ははたして真実か？

Ⓐ 本当に医者が不要

Ⓑ ただのうそ

Ⓒ 本当は医者ではなく「薬が不要」

答え：Ⓒ 医者というより、薬を遠ざける

イギリスのウェールズ地方などに古くから伝わることわざで、「1日1個のりんごで医者いらず」というものがあります。

このことわざは、果たして真実なのか。

それをオックスフォード大学の研究者がまじめに検証したユニークな研究報告が、世界的にも権威ある英国の医学雑誌「ブリティッシュ・メディカル・ジャーナル」に掲載されました。

調査は、イギリスの50歳以上の人々を対象に行われました。研究チームは、**りんごにコレステロールを下げる効能がある**ことに着目。コレステロールを下げる薬であるスタチン系薬剤を飲んでいない人が新たに飲み始めた場合と、1日1個のりんごを食べた場合とを仮定し、心臓発作など血管の病気による死者数がどれほど減るかをシミュレーションしました。

ここでりんごの方が効果が高かったら、まさに「医者いらず」なのですが、実際の調査結果では、スタチン系薬剤を飲んだ場合の年間の死亡数の減少は9400例であったのに対し、りんごでは8500例の減少にとどまりました。

しかし、薬には必ず副作用のリスクがあることを考えれば、りんごの効果は極めて優秀と言えるのではないでしょうか。

研究者は「現在、スタチン系薬剤を処方されている人はりんごに置き換えるべきではない」と慎重な姿勢を示した上で、「**りんごは現代的な薬と同等の効果を持ち、副作用も少なさそうだ**」と結論付け、ことわざを肯定しています。

また、アメリカでも同じような分析が行われました。

ミシガン大学看護学部の研究チームは、2007年から2008年と、2009年から2010年にかけて行われた「国民健康栄養調査」をもとに、アメリカの成人約8300人分のデータを分析しました。

そのうち、りんごを1日1個（149グラム相当）食べている人は全体の約9%（753人）存在していました。

そこで、りんごを毎日食べているのはどのような人たちなのか調べたところ、それまでに受けた教育のレベルが比較的高く、さらに喫煙をする人が少ないという傾向が認められたといいます。

そして、りんごを食べている人と食べていない人を健康面で比べたところ、**食べている人のほうが薬の処方を受けているのが少ない**傾向が認められました。なお、2つのグループ間の経済状態や健康状態などの差を調整して検討した結果では、医者を受診すること自体に関しては統計学的な差異は認められませんでした。

研究チームは「**1日1個のりんごで〝医者いらず〟、というよりも、〝薬いらず〟**である」と語っています。

ちなみに、もし18歳以上のアメリカ人が皆りんごを食べるようになったら、薬の処方にかかる年間コストを472億ドルにまで抑えられることになるそうです。これは、2億7200万人ほどいると想定されるりんごを食べていない人達にりんごを与える費用230億ドルを考慮しても、年間192億ドルのコストダウンにつながると概算されています。

その実現性はさておき、こうしたユーモアのある研究は、見ていて楽しいものです。

なお、りんごに関する研究はほかにもいくつも行われています。

フィンランドやオランダなどで、多数の住民を対象として行われた長期間の追跡調査によれば、**りんごをよく食べる人は、がんや脳卒中、気管支ぜんそくなどのリスクが低くなる**とされています。

日本でも、りんごの名産地である青森県で、健康との関連についての報告があります。弘前市岩木地区の住民を対象にした調査において、**1日1個以上食べる人たちの血液中のコレステロール値は、あまり食べない人たちに比べて有意に低い**という結果が出ています。

りんごのどのような成分がこうした健康効果をもたらしているのかに関しては、実は明確に特定されているわけではありません。ただし、りんごに含まれる食物繊維やペクチン、カリウムなどがポジティブに働いていることは確実です。また、りんご独自の成分である「りんごポリフェノール」にも、近年注目が集まっています。動物実験においては、りんごポリフェノールの働きによるコレステロールの低減や抗酸化作用が認められました。
なお、日本で一般的に流通しているりんごの多くは、その大きさが３００グラム前後ですから、単純計算で**半分ほど食べればアメリカの実験で得られたような効果が期待できる**といえそうです。

まとめ

りんごは、毎日食べれば
まるで薬のような効果が得られるスーパーフルーツ！

長野県民はなぜ長生きか？
―国立がん研究センター・JA長野県―

Q

国立がん研究センターと長野県のJAによる調査結果で明らかになった、がんのリスクが下がる食材は次のうちどれ？

Ⓐ きのこ
Ⓑ たけのこ
Ⓒ ワラビ

答え：A　きのこ

現在、長寿日本一の県である長野県。かつては全国平均にも届かなかった平均寿命を、県を挙げての健康対策で日本一にまで延ばしたことは、先に述べたとおりです。減塩や野菜摂取を、県民一人ひとりに呼びかけたことが功を奏したといわれますが、実は長野県にはもうひとつ、けっして見逃すことのできない長寿の要素がありました。

それは、がんで死亡する人の割合が全国に比べ少ない、ということです。

なぜこうした結果が得られるのか。医師などが調査した結果、**えのきたけ栽培家庭においてがんで死亡する人の割合がさらに低い**ことなどから、どうやら「きのこ」にその理由の一端があることがわかってきました。

長野県は、えのきたけやなめこなどの生産量が日本一の「きのこ王国」。きのこが県民の食卓に上がる機会も多くあります。

そこで、1998年から2002年にかけて、国立がん研究センターと長野県のJAなどが、きのこを含めた農作物とがん死亡率との関連を調査しました。

調査対象となったのは、4つの病院において、新たに胃がんまたは大腸がんと診断された20歳から70歳までの患者さんたち。最終的に胃がん153例、大腸がん121例の症例が集まりました。

実験の参加者には、食生活、喫煙、飲酒、既往歴、家族の既往歴などに関する質問票に回答してもらいました。なお、質問票は141の食品に対し、食べる頻度と1回に食べるおよその量を選んで答える形式で、その回答を元に一人ひとりの食品、食品群および栄養素の摂取量を推定していきました。

その結果、えのきやぶなしめじを「ほとんど食べない人」に比べ「週3回以上食べている人」の胃がんや大腸がんのリスクが軽減することがわかったのです。

また、マウスを使った実験では、**えのきたけには発がん防止作用、ぶなしめじにはがん移転抑制効果**が確認されました。

いくつかのきのこの効能をより詳しく紹介しましょう。

まずは、えのきたけ。長野県のJAの調査で、一般成人の男女100名が、1日1人あたり100グラムのえのきたけを用いた料理を1週間食べ続けたところ、**血液改善効果が見られた**という報告があります。

えのきたけを食べた後は、80％以上の人の血流が速くなりました。特に、もともと血液の流れが悪かった人の変化は顕著で、かなり改善されたといいます。また、中性脂肪の推移をデータ化したところ、中性脂肪についても減少が確認できたそうです。

その他、**えのきたけに含まれる「レンチナン」という成分が、体の免疫力を高め、がん細胞の増殖を防ぐ**ともいわれています。

ぶなしめじには、「βグルカン」という成分が豊富に含まれています。βグルカンは、免疫力を高めることが知られ、制がん剤として厚生労働省認可の医薬品に使用されています。**ぶなしめじを食べれば、病気にかかりにくい体作りができる**はずです。

ぬるっとしたぬめりが特徴的なきのことといえば、なめこです。ぬめりの正体である「ムチン」は、消化管などの粘膜を保護して潤滑にしてくれる成分です。なめこを食べることで、**胃潰瘍や胃炎を予防したり、鼻の粘膜を丈夫にしてアレルギーや風邪などにかかりにくくする**といった効果が期待できます。

最後にきのこ全般の話をすると、きのこ類の多くは、食物繊維、ビタミンB類、ビタミンD2、ミネラルなどの栄養素を豊富に含んだ低カロリー食品といえます。

日本食品標準成分表によると、乾シイタケの食物繊維の含有率は40％強。これはねぎや大根などよりもはるかに高い数値です。食物繊維をよく摂取することで、生活習慣病の予防など健康面の大きなプラスになります。

また、きのこにはカリウムも豊富に含まれていますが、体内の塩分が過剰になると、**余分な塩分を輩出する働き**をしてくれます。

その他、たんぱく質が比較的多いのも、きのこの特徴といえます。

こうして並べてみると、きのこをよく食べているであろう長野県民の長寿の秘密のひとつが、理解できるのではないでしょうか。

まとめ

きのこはがんを予防し、日々の生活も健康にしてくれる

辛い食品を食べると死亡リスクは上がるか、下がるか？

－北京大学－

Q

中国で大規模に疫学研究を行う「チャイナ・カドーリエ・バイオバンク」で、北京大学などのチームが実施した調査によると、次の食生活により、死亡リスクが下がるのはどのグループ？

Ⓐ 辛いのをまったく食べないグループ

Ⓑ 辛いのを週に1回食べるグループ

Ⓒ 辛いのを週に3回食べるグループ

答え：Ⓒ 辛い食事を摂っている人は、あまり摂らない人に比べて死亡リスクが有意に低下する

ビリビリッと舌に刺激が走るような辛い食べ物は、好き嫌いが分かれるところ。好きな人はその刺激が癖になり、毎日でも食べたいと考えるものですが、一般的に「辛いものの摂りすぎは体に悪い」というイメージがあるかと思います。

しかし、それを覆す研究結果が出ています。

中国で環境と生活習慣病などの疫学調査を大規模に行う「チャイナ・カドーリエ・バイオバンク」で、北京大学などの中国の研究者と、米国のハーバード大学や英国のオックスフォード大学の研究者が共同で行った、**辛い食事の頻度と死亡リスク**に関する研究です。

彼らは約48万人の中国人男女の食事に関して、平均7・2年におよび追跡調査し、蓄積したデータを分析しました。それによると、週に1～2回辛い食事を摂る習慣の

ある人は、週に1回未満の人に比べて、死亡リスクが10％低下したといいます。さらに、週に3回以上辛い食事を摂る習慣のある人では14％も低下し、**コンスタントに辛い食事をしているほうが長生きする可能性がある**という結果が出たのです。

具体的な死因でいえば、がん、心筋梗塞などの虚血性心疾患、呼吸器疾患による死亡が有意に低下することがわかりました。これまでにも「辛い食品が健康に良い」という風説はありましたが、今回発表された研究結果は、そのことを科学的に強く肯定するものであるといえます。

それでは、辛い食品はどのようにして健康によい効果を生じるのでしょうか。

この研究の対象となったのは唐辛子の辛みで、カプサイシンというファイトケミカル（植物由来の化学成分）です。

カプサイシンを摂取すると中枢神経が刺激されてアドレナリンが分泌されるため、発汗や脂肪・エネルギーの代謝が促されます。このため最近では脂肪燃焼によるダイエット効果があるとして、サプリメントとしても販売されるようになりました。もっとも、カプサイシンだけで脂肪が燃焼して肥満解消されるわけではなく、あくまで運動との相乗効果が見込める程度のものですから、過度な期待はできません。

効果として確認されているのは、血行がよくなって体が温まったり、内臓の機能が活発になって、**免疫力の向上**につながることです。また、**食欲増進の効果**もありますから、夏、食欲のないときなどに効果的に取り入れると、夏バテ解消にもなります。その他にも、**抗酸化作用や抗炎症作用、抗がん作用、降圧作用、腸内細菌叢の調整作用**などさまざまな効果が、これまでの小規模な調査で数多く報告されてきていますが、今回の大規模な研究で明らかになった死亡リスク低減作用は、これらのさまざまな効果の総合的な作用によるものと考えられます。

一方で、辛い食品の摂りすぎによるデメリットはないのでしょうか。よく言われるのが、「辛いものは胃を荒らす」ということですが、これは正しくもあり、誤りでもあります。動物実験によると、カプサイシンを少量摂取すると胃粘膜を保護する作用が働くのですが、一定以上つまり過剰摂取すると、逆に粘膜を荒らしてしまうことになるのです。また、前述の食欲増進作用も、両刃の剣です。人によっては食べ過ぎて肥満につながりかねませんから、くれぐれも注意が必要です。

さらに、カプサイシンを摂取してはいけないケースもあります。カプサイシンの血流改善作用は一般的には体によい効果があるのですが、炎症がある人は避けたほうがよいでしょう。とくに気管支や消化器官に炎症を持つ人は要注意です。痔疾のある人は、カプサイシンの刺激で激痛を感じることもあります。また、血圧との関係は明確ではありませんが、人によっては血圧が高くなることもありますから持病を持つ方は気を付けてください。

唐辛子には乾燥品もあるほか、ラー油や豆板醬、タバスコ、チリソースなどさまざまな調味料に使われています。また、オリーブオイルやトマトとも相性がいいのでパスタソースにも用いられていますが、**唐辛子とトマトの相乗効果で脂肪燃焼が促されるという**うれしい説もあります。キムチには言うまでもなく唐辛子が多く使われており、そのまま食べるだけでなく、キムチ鍋や炒め物にすれば、野菜をたくさん摂ることにもつながります。新鮮なもののほうがファイトケミカルも活性化していて効果は高いとみられますが、もちろんこうしたものでも効果は十分期待できます。

この研究では唐辛子のカプサイシンについての調査でしたが、辛い食品には他にも、ワサビや生姜、山椒などさまざまな香辛料があります。一般にこうした辛み成分には血流改善や食欲増進、殺菌作用などの効果があるとされています。また、**香辛料を上手に使うことは減塩にも**つながりますから、食材によって使い分け、日常生活に取り入れることができれば、健康寿命を無理なく延ばすことができるはずです。

まとめ

辛い物を習慣的に食べることは、体にいい！

鉄分は敵か味方か？

－米国退役軍人省メディカルセンターなど－

Q

「米国退役軍人省メディカルセンター」など複数の研究機関による共同研究によると、鉄分は、1日にどれくらい摂るのがいい？

Ⓐ 少なめ

Ⓑ 多め

Ⓒ どちらともいえない

答え：Ⓒ　多すぎても少なすぎても、身体にトラブルが起こる

鉄分は、摂取することで「骨が丈夫になる」「貧血を予防する」などといわれ、健康に必要な栄養素として認知されています。サプリメントにもなっており、主に女性に人気です。

しかし、「過ぎたるはなお及ばざるが如し」とはよくいったもので、**鉄分を摂りすぎると、がんになるリスクが高まる**という研究があります。

米国の複数の研究機関は、体内の過剰な鉄とがんの発生との関係を共同で調査しました。その手法は、調査対象者の約半数にあたる636名に対し、定期的に採血を行って体内の鉄の量を適度に減らすというもの。残りの641名には、採血を行わず経過を観察しました。ちなみになぜ採血で鉄分をコントロールしたのかと言えば、体内の鉄分の約70％は、赤血球の核として体中に酸素を運ぶ働きをしており、血液にたくさん含まれているからです。

平均4・5年にも及ぶ調査により明らかになったのは、採血で鉄分を調整したグループは、肺がんや大腸がんといった内臓がんの発生率が35％も低下するということでした。がんによる死亡率も、5分の2の数値となりました。

このような結果が出た理由は、採血により過剰な鉄分が除去されたことで活性酸素が減り、それによる臓器障害が抑えられたためと考えられています。

なお、この研究は末梢血管の狭窄などを有する末梢血管疾患患者のうち、病状の安定している人を対象として行われたため、厳密には健常人を対象とする追試が必要ですが、少なくとも**鉄分過剰とがんとの間には深い関連性がある**ことは間違いないでしょう。その他、**血管が劣化して切れやすくなる、肝硬変や糖尿病のリスクが高まる、**といった報告もありますから、相応の注意が必要であるといえます。

健康のために毎日サプリメントを飲んでいたのに、それが実はがんなどの大病を患うリスクを上げている行為であったとしたら、そのショックは大きいと思います。医薬部外品のサプリメントであっても、鉄分に関してはやはり自分の体の状態に合わせて摂取量を調整すべきです。

では、鉄分は健康の「憎き敵役」なのかといえば、無論そうではありません。

鉄分は、私たちが酸素を取り入れる上で欠かせないミネラルです。赤血球以外にも、体の中で色々な働きをする酵素の材料として使われています。摂取してすぐに使用されなかった鉄分は、肝臓や脾臓、骨髄、筋肉などに蓄えられます。その貯蔵量は、成人男性で約4・0グラム、女性では約2・5グラムです。

このようにして体に常在する鉄分ですが、不足することでさまざまな障害が起きてきます。

障害のもっとも代表的な症状といえば、「**鉄欠乏性貧血**」です。貯蔵されている鉄分が底をついてしまい、赤血球の材料が不足することで引き起こされます。

「鉄欠乏性貧血」は主に女性に現れ、日常生活の中で男性に起きることはほぼありません。

女性ばかりが貧血になる一番の理由は、月経で毎月血液を失うからです。それに加え女性には、例えば妊娠後期に、お腹の赤ちゃんの成長に合わせて大量の血液を作るといったように、鉄分が減る機会が多くあります。一方で男性は、そうして血や栄養分を失うようなこともありませんから、鉄分を失わずに済んでいるのです。逆に**男性はサプリメントなどを頻繁に飲んでいると過剰摂取になる**恐れがあります。

日本人女性全体の10％は、鉄欠乏性貧血の症状で悩んでいるとされています。また、貧血の症状が現れるまではいかなくとも、約40％の女性が鉄欠乏の状態にあるとされ、トータルすると**日本人女性の約半数は、鉄分が十分に足りていない**と推定されます。

鉄欠乏性貧血になると、脳を含めた全身への酸素供給量が不足するため、動悸、息切れ、だるさが生じ、集中力や意欲が失われ、学習能力や作業効率が低下します。たとえ貧血の症状が現れていなくとも、体内の鉄分のストックが少なくなるだけですでに学習能力や記憶力が低下するという報告もあります。こうした症状に悩まされている女性は、鉄分不足を疑ってみる必要があるかもしれません。

鉄分が欠乏した際の独自の症状として、氷食症があります。暑い日でもないのにしょっちゅう氷をがりがりとかじりたくなる衝動に駆られるなら、それは鉄欠乏のサインです。他にも、壁土などが食べたくなる「異食症」や、爪がスプーンのように反り返る「さじ状爪」、のどの粘膜が萎縮して食物がのどにつかえやすくなる「プランマー・ビンソン症候群」などの症状が現れる人もいます。

以上のように、**多すぎても少なすぎてもいけない、**という鉄分ですが、いったいどのように向き合っていけばいいのでしょう。

まず、過剰摂取に関してですが、通常の食生活で鉄分過剰になるようなことはほぼありません。ただ、サプリメントを適量以上に飲んだり、錆びた水道から毎日水を飲んだりすることで引き起こされることがありますから、それには注意が必要です。

鉄分不足は、男性に関してはよほど極端に偏った食生活や急激なダイエットなどがないかぎりおきないはずです。

女性の鉄分不足を補うには、**日ごろから食生活で鉄分の多い食材を意識的に摂る**のが一番です。

食事で摂れる鉄分には2つの種類があり、動物性の食材に含まれるヘム鉄と、植物性の食材に含まれる非ヘム鉄に分けられます。その吸収率は、動物由来のヘム鉄の方が高く、非ヘム鉄の2〜3倍です。

具体的な食材としては、ヘム鉄なら**レバー、卵、あさりなどの貝類**に多く含まれています。非ヘム鉄を多く含むのは、**ほうれん草、ひじきなどの海藻類、豆類**などです。ちなみに鉄分が多い食材として「プルーン」の名を聞いたことがある人もいるかもしれませんが、プルーンはあくまで果物の中では比較的含有量が多いというだけで、海藻などに比べれば少なめとなっています。

このように羅列すると、「ではレバーや卵を毎日たくさん食べよう」と考える人もいるかもしれませんが、それでは栄養が偏ってしまいますから、あくまでバランスの取れた食事の中に、鉄分の多い食材を取り入れていくという姿勢が基本となります。植物性の非ヘム鉄も、**ビタミンCと一緒に摂ることで吸収率が上がる**ので、生野菜や果物を組み合わせて食べるようにするのがおすすめです。

サプリメントは確かに効果的ですが、前述の通り容量には注意しなければいけません。厚生労働省が1日の鉄分の摂取目安を発表していますから、この表を参考にして摂取量を決めるといいでしょう。

貧血などの症状が続く場合、医療機関への相談が必要かもしれません。重度の鉄欠乏であれば、鉄剤を処方することになり、それで症状が劇的に改善したケースもたくさんあります。なお、症状の度合いは人によってさまざまですから、サプリメントなどで自分でなんとかしようとせず、**医療機関で検査を行ってから鉄剤を処方してもらう**ことをおすすめします。

まとめ

鉄分の過剰摂取は健康を損なう!
不足もまた貧血の原因となる!
バランスのいい食事の中で適量を摂取していこう

死亡リスクが低下するアルコールの摂取量は？

－アーカイブズ・インターナル・メディシン－

Q

米国の内科専門誌「アーカイブズ・インターナル・メディシン」に掲載された、100万人以上の男女を対象とした研究によると、アルコールの摂取量、1日どれくらいの量なら死亡リスクが低下する？

Ⓐ まったく飲まない

Ⓑ 缶ビール（350ミリリットル）1本

Ⓒ 日本酒2合

答え：Ⓑ 缶ビール（350ミリリットル）1本

お酒は、基本的には「体によくないもの」として取り上げられることが多いように感じます。しかし一方では、「酒は百薬の長」などともいわれる……いったいどちらが正解なのでしょう。

先に結論から述べると、「**お酒を少し飲む人のほうが、飲まない人よりも長生きする**」ということが明らかになっています。

世界中の国々からの34もの調査研究結果を集め、合計約100万人を対象として行った分析があります。

それによると、男性はアルコール換算で1日20〜40グラム、女性は1日10〜20グラムの飲酒を習慣とすることで、飲酒習慣のない人よりも死亡リスクが明らかに低下し、男性は最大17%、女性は最大18%の死亡リスク低下が期待できることがわかりました。

また、日本人のみを対象にした6の調査研究結果をまとめ、約30万人が対象となっ

Jカーブ

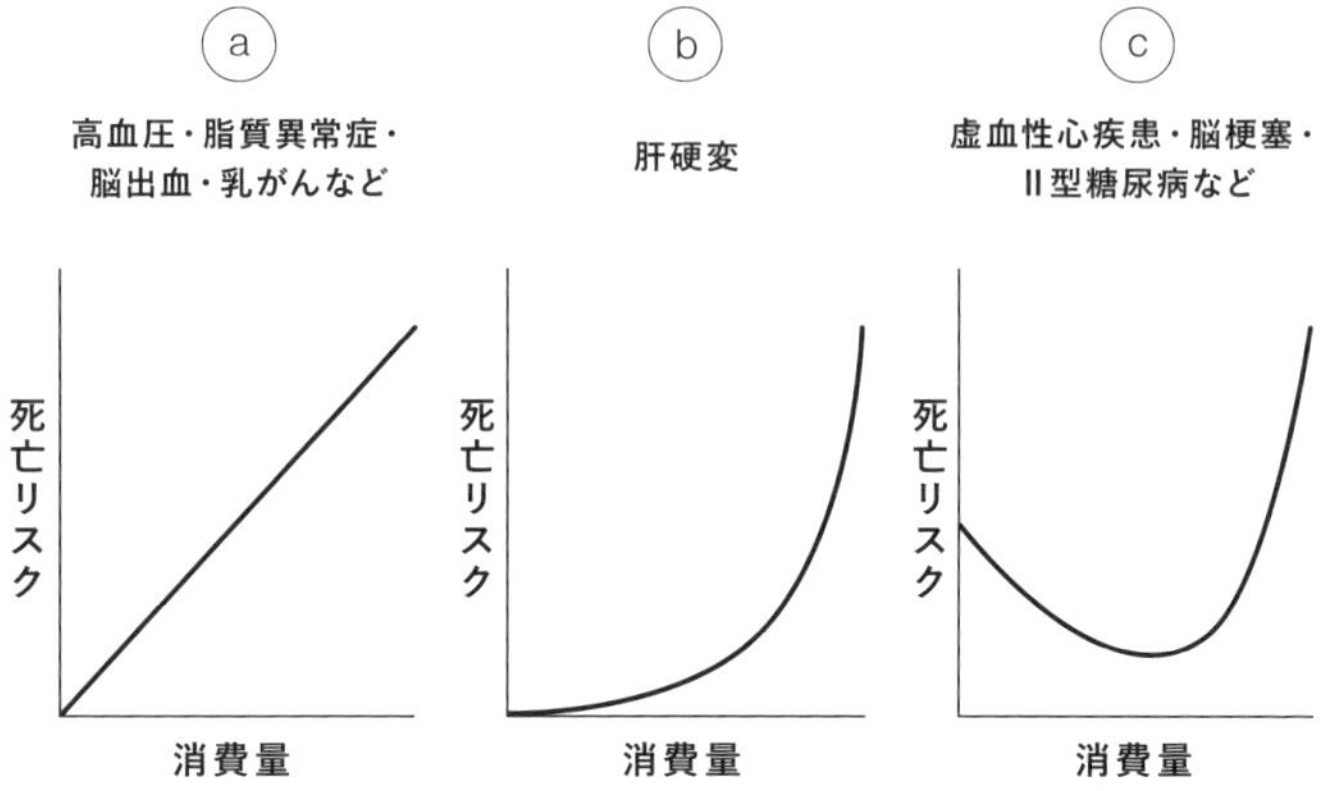

出典：「アルコール消費と生活習慣病等のリスク」（世界保健機関）

た分析結果でもほぼ同様の値が得られ、アルコール換算で男性は1日46グラム未満、女性はその半分の23グラム未満の飲酒を習慣とすると、もっとも死亡リスクの低下が期待できる、という結果となっています。これをグラフで表すと、**ゼロから一定量の飲酒までは死亡リスクが下がり、その後飲酒量の増加とともにリスクも増えていく**ので、グラフはJの形になり、「Jカーブ効果」と呼ばれています。ただしこの効果はすべての疾患にあてはまるわけではなく、**虚血性心疾患や脳梗塞、II型糖尿病**

などある種の疾患に限られますから、高血圧など持病のある方は注意が必要です。

こうして、お酒自体は健康増進に一役買ってくれる存在であることが証明されました。適量であれば、むしろ人生の楽しみとして前向きにお酒を飲むことで寿命が延びるのです。お酒好きの人にとっては、朗報といえるでしょう。

ただし「これで遠慮なく毎日飲めるぞ」などと早合点してはいけません。両方の研究とも、アルコール摂取量に対する制限がついていることを見逃さないでほしいのです。

ここで参考までに、お酒に含まれるアルコール量について示しておきます。銘柄やアルコール度数によって異なりますが、ビールなら350ミリリットル缶1本で18グラム、大瓶で32グラムほどのアルコールが含まれています。日本酒は1合で28グラム、ウィスキーはダブル（60ミリリットル）でだいたい22グラムといったところです。

つまり、研究から導かれた最小値である男性20グラム、女性10グラム未満に抑えようとするなら、**成人男性なら1日に飲んでいいのは缶ビール1本まで、女性ならその**

半分ということになります。

ひとつ付け加えておくと、体質的にお酒が飲めない人の場合、無理に飲んでもアルコールの副作用ばかりが出てしまってよいことはありませんから、飲むべきではありません。その他、宗教上の理由などで禁酒しているなら、それは守ってお酒以外のものに健康を求めるべきでしょう。

まとめ

お酒は、毎日少しずつたしなむことで「百薬の長」になる！

第2章

生活習慣編

Part.2 About lifestyle

Q

世界的権威ある英国の医学誌「ブリティッシュ・メディカル・ジャーナル（ＢＭＪ）」に発表された研究。双子の姉妹で長生きするほうの特徴は？

Ⓐ 見た目が若い
Ⓑ 見た目が年齢よりも年上に見える
Ⓒ 見た目ではわからない

答え：Ⓐ 見た目は体の内側を映し出す

同じ年齢であっても、若々しく見える人と、老けて見える人がいます。中高年になってくると、多くの人は若く見られるほうが喜ばしく感じるようになるものですが、実はそれはたんに容姿の話だけにとどまりません。この先の人生にとっても、大いに喜ばしいことであるといえます。

なぜなら、**見た目が若い人のほうが、将来もより長生きすることが多い**からです。

「20歳の顔は自然の贈り物。50歳の顔はあなたの功績」とは、世界的ファッションデザイナー、ココ・シャネルの言葉です。彼女の優れた審美眼は、人の生活や健康状態が容姿に反映されていくことまでも的確に見抜いています。

「見た目など、遺伝的に決まっているものではないか」と思う人もいるかもしれませんが、そうではありません。ココ・シャネルのいうように、歳を経るほどに自らの生活態度が見た目に現れることは、統計学的に示されています。

2009年、英国の医学誌「BMJ」に発表された、見た目年齢に関する研究があります。その調査では、70歳以上の一卵性双生児913組の顔写真を用意し、それを41人の第三者に見せて「見た目年齢」を判定してもらいました。

そしてその後、双子の生存期間を追跡調査していった結果、**遺伝子がまったく同じはずなのに、若く判定された人の方が明らかに長生き**だったのです。

見た目が老けているということはすなわち、老化が進んでいるということに他なりません。同じ年齢、同じ遺伝子であるなら、老化が早いほうが先に亡くなってしまうのは道理です。

では、そもそも老化とは、どのように進行するものなのでしょうか。

抗加齢医学の世界では、老化には「自然な老化」と「病的な老化」の2つがあり、それらが一緒になって人が老けていくと考えます。

生理的老化というのは、日々の生命の営みにより進行するものであり、それを防ぐことは叶いません。

しかし病的な老化に関していえば、すべての人に平等に訪れるものではなく、人によってその程度が違います。

そしてこの**病的な老化こそが、見た目の若さを大きく左右する要因**になっているといえます。

病的な老化は、健康に悪い生活習慣を積み重ねるほど進行が早まります。例えば、喫煙は、活性酸素をはじめとした体に悪影響を及ぼす物質を大量に発生させますが、それが習慣化するとダメージが蓄積し、寿命に影響が出るだけでなく、病的な老化のスピードも早め、見た目が明らかに老けてしまいます。

医師の診療において、まず重要なのは「視診」です。患者さんの様子をじっくり観察することで、その体内で起こっていることを判断します。

顔にも体内の兆候というのはよく現れ、黄疸があれば貧血や肝機能が低下している疑いがありますし、皮膚の張り具合から水分の過不足が判断できます。体調の悪いときに肌荒れや吹き出ものができたりした経験がある人は多いと思いますが、視診では、皮膚にできた皮疹の状態から、内臓の腫瘍の有無までわかることもあります。

つまり、**見た目というのは体内のコンディションを如実に映し出す鏡**であるといえ、体内が健康であるほど見た目は若く保たれ、反対に不健康であるほど見た目にも老けて見えるのです。

ここで最初の提言に戻りましょう。なぜ見た目が若いほど長生きするのか。

その答えは、「**見た目が若いということは病的な老化の進行が遅く、かつ体内のコンディションが良好に保たれている現れであるから**」です。

これを逆手にとって考えるなら、肌や頭髪、服装など、外面に力を尽くして見た目を若く保とうとするよりも、生活習慣を改善して体内の健康を意識しながら歳を重ねていくことのほうが、いつまでも若くいられるといえます。

まとめ

病的な老化を防ぐことで、
見た目にも若くいられて、寿命も延びる

給料はいくらもらえれば幸福か？

－ノーベル経済学賞受賞カーネマン博士－

Q

ノーベル経済学賞を受賞したカーネマン氏らの調査。年収が○○円を超えても幸福度は上がらない。○○に入るのは？

Ⓐ 1000万円

Ⓑ 1億円

Ⓒ 10億円

答え：Ａ 年収１０００万円を超えても、幸福度は上がらない

「いったいいくらのお金があれば、一生を幸せに過ごせるか？」

この問いかけに対し、はっきりとした答えを持ち合わせている人は、そう多くはないはずです。

はたしてお金というのは、あればあるだけ幸せなのか。それとも、幸せはお金では買えないものなのか……。

その結論は安易には出せませんが、世界各地でこの命題に対する解答を得ようという試みがなされています。

近年では南アジアの小国・ブータンにおいて「**国民総幸福**（ＧＮＨ＝Gross National Happiness）」の調査が行われたことが話題となりました。

ＩＭＦ（国際通貨基金）の統計によると、ブータンの２０１３年の「国内総生産（ＧＤＰ）」は19億８５００万ドルです。これは日本でいえば人口6万人程度の小さな地方都市に相当する経済規模といえ、国としては経済的に発展しているとはいえま

せん。
しかしブータンでは、GDPではなくGNHという新たな基準で、幸福度を調査。物質的な豊かさより精神的な豊かさにスポットを当てた結果、**「国民の幸福量は必ずしも国の経済的発展と比例しない」**と結論づけています。

このように、資本主義社会の永遠の命題ともいえる「お金と幸福の関係」について、古今東西、さまざまな角度から議論されてきたのですが、中でも興味深いデータをひとつ紹介します。
心理学者および行動経済学者として名をはせ、ノーベル経済学賞を受賞したダニエル・カーネマン氏は、2004年に収入と幸福度の関係についての調査をアメリカで行いました。

それによると、世帯主の年収が5万ドル以上9万ドル未満（1ドル120円換算で600万円以上1080万円未満）までは所得が増えるほど幸福度も上がっていきましたが、年収5万ドル以上9万ドル未満の人たちと、年収9万ドル以上を稼ぎ出す人たちの間では、幸福度に明らかな差が見られなくなりました。

現代社会においては、収入が低いということが、衣食住を確保することへの不安や自らや家族の健康や安全に対しての心配などにつながることが考えられます。ですから一般的には、収入が上がり不安が減ることで幸福度も上がっていきます。

そして、基本的な生活にはまず困らなくなる収入を得て、**生活への不安が払しょくされるところで、幸福度はほぼ最大値**になります。

つまり、幸福度が最大値を取る、年収5万ドル以上9万ドル未満というラインが、アメリカ社会で生活への不安や心配がなくなる収入であるといえるかもしれません。

ただ、そこから**さらに年収が上がっても、幸福度は横ばい**になります。

これは、一般的に高収入になるほど多忙になる傾向があり、自らに課せられる責任も増えることで、仕事上のリスクやストレスが増加した結果、幸福度の上昇が打ち消されてしまうからであると考えられます。

後にカーネマン氏らが再びアメリカで行った調査では、「いくら稼げば満足するか」というひとつの目安が見て取れます。

この調査では全米45万人以上を対象に調査会社が実施した電話調査のデータを基に、年収と幸福の関係を統計的に分析したところ、暮らしに対する満足度を10段階で自己評価する「生活評価」の数値は、年収が増えるにつれ一貫して上昇しました。

しかし、「昨日笑ったか」などの質問で測る「**感情的幸福**」の度合いは、年収7万5000ドル（1ドル120円換算で900万円）前後で頭打ちになりました。

この調査に基づくなら、幸福度の上昇がなくなる世帯年収は、7万5000ドルであり、それを超えると、**仕事上のリスクやストレスが増し、幸福度が伸び悩む**ようです。

ただし、収入額の上昇とともに、自らの人生に対する評価は上昇しています。これはすなわち、高い収入のある仕事につけば、苦労もある反面、自分自身の存在価値をしっかり感じられるというプラスの要素もあるということです。

世帯別年収と幸福度の関係

50,000〜89,999ドル(600〜1079万円)までは、年収が上がるにつれて
人々の幸福度も上がっていく傾向がみられたが、
50,000〜89,999ドル(600〜1079万円)と90,000ドル以上(1080万円以上)の間には
幸福度に明らかな違いは認められなかった。

(Kahneman Dほか. Science 2006年をもとに作表)

年収 ＼ 幸福度	① あまり幸せではない	② けっこう幸せ	③ 非常に幸せ
20,000ドル未満 (240万円未満)*	17.2%**	60.5%	22.2%
20,000〜49,999ドル (240〜599万円)	13.0%	56.8%	30.2%
50,000〜89,999ドル (600〜1079万円)	7.7%	50.3%	41.9%
90,000ドル以上 (1080万円以上)	5.3%	51.8%	42.9%

*1ドル120円として換算
**各幸福度に属する人々の割合を%で表示

出典:Kahneman Dほか. Would you be happier if you were richer? A focusing illusion. Science 2006年 312巻 1908-1910頁

これらの実験結果から、カーネマン氏は、**「高い収入で〝満足〟は得ることができるが、幸せは買えない」**と結論付けています。

では、日本ではどうでしょう。大阪大学の研究チームが実施したアンケート調査によれば、年収が約700万円になると多くの人がある程度満足し、それ以上年収が増えても幸福度は伸びないという結果となっています。為替レートの上下幅なども考慮すれば、アメリカの結果とそこまで大きくは変わらない数値であるといえ、**年収**

がある程度に達すると幸福度が飽和するというのも確かなようです。

ちなみに、国税庁が2014年に行った民間給与実態統計調査によれば、1年を通じて勤務した給与所得者の1人当たりの平均給与は415万円であり、年収700万円以上稼ぐ人の割合は12・4%となっています。

つまり残りの9割に近い人々は、収入が増えることで幸福度も上がりやすい状態であり、年収が700万円~900万円までいくと満足するというひとつの傾向があると考えられます。

ただしこの結果がすべての人に適応できるとはいえません。**自らの価値観の置きようによっては、いくら年収が上がっても幸福感を得られなく**なります。

たとえ年収が1億円あったとしても、幸福感や自己評価が下がってしまうケースがあります。それは、自分よりも収入がある人と自らを比較してしまった場合です。

収入に対する自己評価というのは多くの場合、他者との比較から導かれているため、比較対象によっては、いくら稼いでも幸せを感じない、人生に不満が残る、ということが起きてくるのです。

資本主義社会において、お金は確かに、ある程度の幸福のバロメーターとして機能します。日常生活に困らないほどの収入を得るのを目指すことは、幸福度を上げるために有用でしょう。

しかし、もしそれを達成したなら、そこから先は他人と比較せず、**年収の上下よりも自分なりの人生のやりがいや楽しみを価値観の中心に**据えたほうが、より幸福な人生を送れるといえそうです。

まとめ

お金があればそれなりの満足を得ることができるが、
必ずしも幸せになるとはいえない

定年後は家でのんびりする？ それとも働く？
―アメリカン・ジャーナル・オブ・エピデミオロジー―

Q

米国の疫学専門誌「アメリカン・ジャーナル・オブ・エピデミオロジー」に掲載された研究によると、定年後のライフスタイル、以下のうちどれが健康で長生きできる？

Ⓐ 年金をもらって家でのんびり余生を過ごす

Ⓑ 「生涯現役」元気なうちは仕事を続ける

答え：Ⓑ 元気なうちは働いたほうが、寿命が延びる

仕事を早めにリタイアして、残りの人生を自分の好きなことをしながらゆったり過ごすというのは、誰しも一度はあこがれることではないでしょうか。

私も仕事に追われているときなどは「明日にでも引退して、暖かい南の島にでも行って毎日のんびり過ごせたらどんなにいいだろう」などと夢想してしまいます。

しかしそのような夢を実現すると、結果的に寿命が短くなるかもしれないとしたら、どうでしょう。


一般的には、早期退職してゆったり余生を送ったほうが寿命が延びると考えられがちですが、研究により示された真実は、その真逆にありました。

米国の疫学専門誌「アメリカン・ジャーナル・オブ・エピデミオロジー」によると、ギリシャで行われた研究で、**仕事をせずに余生を暮らすよりも、より長く仕事をつづけたほうが長生きできる**という調査結果が出ています。

研究は、1万6827人のギリシャ人男女を対象に行われました。1994年から

1999年の時点で、退職しているか仕事をしているかを尋ねた上、その後平均7・7年間の追跡調査を実施し、生死や死因を確認したといいます。

すると、調査開始の段階ですでに退職していたリタイア組は、仕事を続けていた現役組と比べ、死亡リスクが51%も高くなりました。死因別では、とくに心血管系疾患による死亡リスクが大きくなっていました。また、**リタイアが5年延びれば、死亡リスクが10%減る**こともわかっています。

アメリカの石油会社大手であるシェルの社員を調査した別の論文でも、同様の結果が得られています。

既に退職している元従業員3500人以上を対象に調査を行ったところ、55歳で早期退職した集団は、65歳で定年退職した集団よりも死亡率が1・37倍高くなるという結果が得られました。

ただしこれらの研究は、早期退職が直接的な原因となって健康が悪化したというところまでは明らかにしてはいません。リタイア組の中には、健康状態が悪化して早期退職を余儀なくされた人々もおり、研究では調査開始時点で明らかに大病を患っていた人を除外して分析してはいますが、それでもやはり元から健康状態がよくなかった人も統計に含まれている可能性が排除できないからです。

とはいえ、**仕事を長く続けるほど長生きできるという傾向がある**ことは明白ですから、それだけでも十分注目に値します。

ちなみに日本でも、仕事と長寿の関連性をうかがわせるデータがあります。

先に取り上げた「都道府県別の平均寿命」に関して、1位となった長野県では、高齢者の就業率も全国トップであるということです。2010年10月の国勢調査によれば、長野県における65歳以上の高齢者の就業率は26・7%で、全国平均の20・4%を大きく上回り、日本一となっています。

いったいなぜ、働き続けたほうが長生きできるのか。

その理由として考えられるのは、脳の認知機能や身体への影響です。

記憶力や注意力、言語機能、状況判断能力などに代表される認知機能が衰えると、いわゆる「ボケた」状態になり、寝たきりにもなりやすいためその後の生存期間が短くなる傾向があります。

認知機能というのは、社会とのつながりを保っているほうが衰えづらいことがわかっていますから、ボケ予防のためにもできるだけ仕事を長く続けたほうがいいといえます。元気なうちは、ストレスがかかりすぎない程度に働いたり、ボランティア業務に参加したりすることで、認知機能が保たれるのです。

また、リタイアしたのちには、あまり動かずに一日中家の中にいて、テレビの前で過ごすような人が多くなります。

運動不足は心臓病や糖尿病などさまざまな生活習慣病の引き金となりますが、働いていればそのぶん体を動かす機会も得やすく、それが身体面にもプラスに作用して死亡リスクを下げると考えられます。

以上のようなことを踏まえると、たとえ第二の人生に入っても**なんらかの仕事とうまく付き合って適度に働き続けていくことがボケ予防**になり、体もまた健康に保ち続けられる「長生きの秘訣」といえそうです。

まとめ

「生涯現役」の気持ちで、
適度に働き続けるほうが長生きできる！

死亡リスクが下がる座っているときの習慣とは？

－ロンドン大学－

Q

アメリカの予防医学雑誌「アメリカン・ジャーナル・オブ・プリベンティブ・メディシン」に掲載された、ロンドン大学のチームの研究で、座っているときに行うと、死亡リスクが下がる習慣は次のうちどれ？

Ⓐ ペンまわし

Ⓑ 貧乏ゆすり

Ⓒ 指を鳴らす

答え：Ⓑ　貧乏ゆすり

早稲田大学の岡教授のチームの調査によると、40歳から64歳までの日本人は、1日のうち8～9時間程度座って過ごしているのだそうです。内訳を見ると、仕事で座っているのが3時間、テレビを観るのに2・5時間、スマホやパソコンをいじるのに1時間、移動のための自動車運転で0・5時間となっています。会社で机に向かっている時間がもっと長かったり、平日にはそんなにテレビの前で過ごすことはないといった個人差はあるでしょうが、一般的なデスクワークの会社員でしたら、総じてこのぐらいの時間を座って過ごしているのではないでしょうか。

ところが、もしもあなたがこの数字にうなずいていたとしたら、**あなたの寿命は知らないうちに縮められている**のかもしれません。

1日8～9時間という日本人の座位時間は、世界20か国で比較してみると、もっとも長い時間だそうです。

しかも最近の研究では、**長時間座って過ごすことは、さまざまな疾患を引き起こす**

リスクがあるということがわかってきています。そのリスクとは、一説には**喫煙にも匹敵するほどの高い**ものだといわれています。

オーストラリアのシドニー大学で、国内の45歳以上の男女22万人を3年近くにわたって追跡した調査が行われました。そこで、調査期間中に亡くなった人たちの生活スタイルを調べたところ、座る時間が大きく影響していることが明らかになりました。具体的には、座っている時間が1日4時間未満の人たちと比べ、11時間以上だった人たちは死亡するリスクが40％も高まっていたのです。

また、アメリカで行われた、成人12万3216人を対象にした調査では、1日6時間を座って過ごす人は、座る時間が3時間未満の人に比べて死亡リスクが男性で17％、女性で37％高いという結果が出ています。さらに、長時間を座って過ごし、かつ運動をしない人の場合は、男性で48％、女性では94％という高い死亡リスクが示されています。

その他にも、**じっとしている時間が長いほど、糖尿病、心血管疾患やがんの罹患リスクが高まる**という報告もあります。

長時間座っていることがなぜ健康に悪影響を及ぼすのか、はっきりとしたメカニズムはまだ解明されていません。

まず考えられるのは、体を動かさないことによる体重増加や肥満です。運動不足からメタボリック症候群になり、それが3大成人病を引き起こす、という負の連鎖が寿命を短くしているのかもしれません。もちろんそれは因子のひとつになるかもしれませんが、実は、事はそう単純ではないようです。肥満だけが要因ならば、定期的に運動をすればいいのでしょうが、**週にある程度の運動をしている人にも、長時間の座位による死亡リスクは、やはり高い傾向が見られる**からです。

ある研究者は「本来歩き回る生活をしていた人間が、足などの筋肉を動かさないことでさまざまなホルモンの分泌が変化し、それが悪影響となっている」と説明しています。

ただしそうはいっても、仕事は仕事。デスクワークが嫌だといってやめるわけにもいきませんし、テレビやパソコン、スマホと絶縁したり、車に乗らないで歩くなど、生活習慣をまったく変えてしまうことはできないでしょう。

そこでおすすめしたいのは、こまめに体を動かすことです。３６２６人に動きを感知するセンサーを取り付けて行った実験では、１時間の「座りっぱなし」に対して、**2分間だけ軽度に体を動かした場合に、死亡リスクが減少する**ことが分かっています。

さらに興味深いことに、これを裏打ちしてくれる研究が、アメリカの予防医学雑誌「アメリカン・ジャーナル・オブ・プリベンティブ・メディシン」に掲載されました。英国で行われた「貧乏ゆすり」についての研究です。

ロンドン大学のハガー・ジョンソン博士らのチームは、英国の37歳から78歳の女性１万２７７８人を対象に実施された調査データをもとに、毎日の座位時間の平均と貧乏ゆすりの頻度との関連を調べました。すると、貧乏ゆすりの頻度が低いグループでは、座位時間が「5時間未満」から「7時間以上」に延びると死亡リスクが１・３倍高くなるのに対して、**貧乏ゆすりを中くらいから高い頻度でするグループでは、死亡リスクが上がらない**という結果となったのです。つまりここでも、前述の「こまめに体を動かすこと」の有効性が示唆されたといえるでしょう。

今回の調査では、対象が女性に限られていることや、貧乏ゆすりについての統一基準が確立していないことなど、まだこれから改善していくべきいくつかの課題はあるものの、**長時間の座位による死亡リスクを、貧乏ゆすりが低減してくれる**かもしれないと、研究者たちは結論づけています。

名前からみても、日本ではあまりよい印象のない「貧乏ゆすり」ではありますが、デスクワークの多い会社員にとっては、もしかすると命の危機から救ってくれる救世主となるかもしれません。

まとめ

「座りすぎ」は死を招く！
こまめに体を動かすことでリスクを下げよう

食べなくても太ってしまう生活習慣とは？

－アナルズ・オブ・インターナル・メディシン－

Q

米国内科学会が発行する医学誌「アナルズ・オブ・インターナル・メディシン」に発表された研究によると、ダイエットのためにカロリー制限をしても○○時間が少ないと脂肪が減りにくくなる。○○に入るのは？

Ⓐ 仕事

Ⓑ 睡眠

Ⓒ 入浴

答え：Ⓑ　ダイエットの効果は、睡眠時間により左右される

「食べてすぐに寝ると牛になる」ということわざは、広く知られていると思います。もともとは行儀の悪さを戒める意味が強かったようですが、現代では「牛になる＝太る」ととらえられることも多いようです。

確かにたくさん食べてすぐ寝てばかりいては太ってしまいますが、ことダイエットに関しては、むしろ**「寝ないほうが太る」**という結果が出ています。

アメリカ内科学会が発行する医学雑誌「アナルズ・オブ・インターナル・メディシン」に、ダイエットと睡眠時間に関して興味深い研究結果が報告されています。研究では、男性7名、女性3名の肥満者に、14日間のダイエットを2回実施しました。ダイエット方法は、食事のカロリーをマイルドに制限する方法で、それぞれがじっとしているときに自然に代謝されるカロリーのうちの90％のカロリー量を計算し、摂取するようにしました。最低限必要なカロリー量よりもさらに低いカロリーしか摂取しないので、必ず痩せるというわけです。

最初のダイエットは、全員の睡眠時間を5・5時間にしたうえで行われました。そしてそこから3カ月以上の間を置き、体重が元に戻ってから、今度は睡眠時間を8・5時間にして、同様のダイエットをしました。

その結果、**同じ人間が同じダイエットをしても、睡眠時間が短いときのほうが脂肪が減りにくい**ことがわかったのです。

この研究では、一人ひとりの脂肪燃焼状況について調べるために、ダイエット期間の終わりに「呼吸商」という数値を算出しています。

「呼吸商」というと耳慣れない人も多いかもしれませんが、ダイエットに関連する大切な数値ですので、ここで簡単に解説しておきましょう。

「呼吸商」とは、一言でいうと体内で燃焼する糖質と脂質の割合を示す数値です。この数値が大きいほど糖質の燃焼比率が高く、小さいほど脂質の燃焼比率が高くなります。つまり同じエネルギーを代謝していても、呼吸商が小さい人ほど効率よく体脂肪を燃焼させることができるので、太りにくいといえるのです。

呼吸商の算出方法は、二酸化炭素排出量÷酸素消費量という式で表されます。

糖質は酸素を多く含むので、燃焼する際に必要な酸素量は少なくてすみます。このため、糖質を燃焼するほど分母となる酸素消費量は小さくなり、数式の割り算の解、すなわち「商」は大きくなります。一方脂質は酸素が少ないので、燃焼する際にたくさんの酸素を必要とします。このため、脂質の燃焼量が増えるほど分母となる酸素消費量が大きくなるので「商」は小さくなるのです。

こうしたことから、呼吸商の数値をみれば、ある程度太りにくさがわかると考えられます。

呼吸商は、呼気に含まれる二酸化炭素の量と吸気に含まれる酸素の量を専用の機器を用いて測定するので、残念ながら自宅で調べることはできませんが、太りにくいとはどういうことなのかを理解するうえでは知っておくべき数値だといえるでしょう。

さて、そこで改めて冒頭の研究結果を見てみましょう。

ダイエット期間の終わりに測定された呼吸商を比較すると、5・5時間睡眠時でダイエットしたときのほうが、8・5時間睡眠時でダイエットをしたときよりも呼吸商が高くなっているという結果が出ました。つまり、睡眠時間が短いと糖質の燃焼比率が高まって、脂肪の燃焼比率が減少してしまうというわけです。

この研究から結論付けられたのは、**睡眠時間が短いと脂肪が燃焼しにくい体になる**という事実です。その具体的なメカニズムについてはまだ解明されておらず、今後の研究課題ではありますが、少なくとも、睡眠時間が人の代謝機能に大きな作用を及ぼすということだけは確かだといえそうです

アメリカからもうひとつ、睡眠と肥満に関するデータをご紹介しましょう。

コロンビア大学が約2万人を調査したところ、**4時間以下の睡眠しかとらない人は、7時間以上という十分な睡眠をとっている人に比べ73%も肥満になりやすい**という結果が出ました。ちなみに、睡眠時間が5時間だと50%、6時間だと23%の人が肥満になりやすいという数字も出ており、こちらも睡眠と肥満の関係がはっきりと表れたデータとなっています。

このような統計結果となったひとつの原因と考えられているのは、食欲に関するホルモンです。

スタンフォード大学やシカゴ大学など、複数の機関で行われた研究により、食欲にまつわる2つのホルモンが睡眠と密接に関わっていることがわかっています。

人は、満腹だと感じれば食欲が抑えられ、食べることを止めます。ではどの時点で満腹だと感じるかといえば、脂肪組織から作られるホルモン「レプチン」が、脳の満腹中枢を刺激し始めたときです。それとは逆に、胃から作られるホルモン「グレリン」は、分泌されることで食欲を増進させる働きがあります。

睡眠不足になったときには、食欲を抑えるレプチンが減少し、食欲を起こすグレリンが増加することが、実験で明らかになっています。さらに、シカゴ大学の研究によれば、グレリンが増加した場合、揚げ物などの高カロリーの食事を好む傾向が顕著に表れたというのです。

これらの研究から「**人は寝不足になると、ホルモンにより食事の量が増え、しかも太りやすい食べ物を好むようになる**」という結論が得られます。

こうしたすべての研究結果が、睡眠不足はダイエットの天敵であることを裏付けています。**ダイエットに成功したいなら、きちんと寝ること**が大切なのです。ただし、だからといって朝から晩まで寝てばかりいては、やはりダイエット効果が半減してしまいます。睡眠とともに適度な運動を心掛けることが、もっとも効果的に痩せることができる方法であるといえます。

まとめ

効果的にダイエットをしたければ、睡眠時間をきちんと確保すること！

睡眠時間は90分の倍数にするべき？　-日本大学医学部-

Q

厚生労働省の「健康づくりのための睡眠指針2014」の検討会座長を務めた日本大学医学部の内山真教授によると、「睡眠時間は90分の倍数にするとよい」という説は本当かうそか？

Ⓐ 本当。90分の倍数である6時間や7時間半がよい

Ⓑ うそ。必ずしも90分の倍数がよいとは限らない

答え：Ⓑ　必ずしも90分の倍数がよいとは限らない

「睡眠時間は、90分の倍数にするとよい」という説を聞いたことはあるでしょうか。健康に関心が高い人なら一度は耳にしたことがあるほど広まっている「定説」ですね。近年では、その説に基づいて90分周期をカウントした上で朝にアラームを鳴らす「快眠アプリ」なるものまで登場しています。

しかしこれには、実は大きな誤りがあります。鵜呑みにしてしまうと、**逆に睡眠の質を下げることにもなりかねません**から、注意が必要です。

この説が広まった背景としては、レム睡眠とノンレム睡眠のメカニズムがあると思います。

睡眠には、眠りの浅いレム睡眠と、眠りの深いノンレム睡眠という状態があり、レム睡眠時に目覚めたほうが無理なくすっきり起きられるとされています。「人が入眠してから約90分後にレム睡眠が訪れ、そこからは90分ごとにレム睡眠が繰り返し表れる」という前提から、「90分の倍数の時間に起きればレム睡眠中に目覚めることができる」という説が導かれたのでしょう。

しかし、日本睡眠学会の理事で、厚生労働省の「健康づくりのための睡眠指針2014」作成の検討会座長も務めた日本大学医学部の内山真教授によると、そもそも、入眠からレム睡眠が訪れるまでの時間には個人差があるといいます。90分はあくまで平均値として示されたものですが、最新の研究では、**睡眠周期は「平均すると100分±30〜40分」**といわれています。

しかもレム睡眠とノンレム睡眠というのは、サイクルを繰り返すごとにレム睡眠の時間が増えていく傾向があることもわかっており、**単純に「90分の倍数」などと計算できるものではありません。**こうしてみれば、「90分サイクル説」を信じて、誰もが90分の倍数の時間に目覚まし時計を合わせるのは、必ずしも理に適っていないことがわかるでしょう。

では、私たちがもっとも効率よく健康的に眠るためには、どのように睡眠時間を決めればいいのでしょうか。

睡眠に個人差があることは先に述べたとおりですが、実は**同じ一人の人でも、睡眠の質や量は一定ではありません。**

一般に睡眠時間は年を取ればとるほど短く、しかも浅くなります。また、同じ年齢でも、季節によって睡眠時間は変化します。春から夏にかけて人の睡眠時間は短くなりますが、秋から冬にかけては徐々に睡眠時間は長くなり、30分程度の差がみられるそうです。一説には、これは、クマのように冬眠する動物と同じ機能が人間にも備わっているために、寒くなってくると活動量が低下して睡眠時間が長くなるのではないかと言われています。

男女差もあります。とくに年を取ればとるほど、男性は早起きになる傾向が強く、逆に女性は寝つきが悪くなる傾向が強くなります。

このように、**人や年齢、季節などさまざまな要因で変化をする**睡眠ですが、適切な睡眠をとるために、いくつかの目安をお話ししておきましょう。

まず、年代と睡眠時間です。米国の睡眠研究会が出している「スリープ」誌には、世界各国の65の論文から得られた３５７７人のデータをまとめた睡眠時間に関する研究が発表されました。それによると、人の睡眠時間は15歳前後で約8時間、25歳で約

7時間、45歳では約6・5時間、そして65歳では約6時間というように、減少していくと示されています。

お年寄りのなかには、なかなか眠れないことを苦痛に感じる方もいますが、こうしてみれば、**年を取れば若いときと同じような睡眠時間をとらなくても心配いらない**ということがわかります。一般にお年寄りのほうが若い人よりも時間に余裕があるので、目が覚めていても長い時間床を離れない場合もありますが、必要な睡眠時間がとれているのに、あまり長く横になっていると、むしろ睡眠の質を低下させることにもつながる可能性があります。起床時間を定めたら、きちんとその時間に床を離れて、日中は活動的に過ごす生活習慣を心がけるといいでしょう。

自分の睡眠が足りているのかどうかは、睡眠時間を気にするよりも、自分の感覚を信じたほうが確かかもしれません。前出の内山教授がまとめた厚生労働省の「健康づくりのための睡眠指針2014」では、**眠りが足りているかどうかは、日中の眠気がひとつの目安になる**という指針を出しています。たとえば、日本人の一般の成人男性は平均して7時間程度とされますが、7時間程度寝ていても、翌日、昼間に眠気を覚えるようなら睡眠時間は足りないということになります。逆に6時間程度しか眠れなかったから睡眠不足だと思っていても、翌日眠気を感じることなく過ごせるのでしたら、問題はないのです。

たとえば昼食後など、昼過ぎに眠気を感じる程度ならいいのですが、それ以外の時間でも何度も強い眠気を感じるような場合には、睡眠時間を見直すべきでしょう。

また、よく言われることですが、睡眠不足で日中眠気を感じたときには、**眠気を我慢するよりも、適度の仮眠をとったほうが仕事の効率も上がる**ということがわかっています。ただし、仮眠は30分以内。あまり長く寝すぎると、目覚めが悪かったり、夜寝つきが悪くなったりするので注意しましょう。

まとめ

「睡眠90分サイクル説」は、鵜呑みにしないほうがよい死亡リスクが高いのは、ぽっちゃり型？　痩せ型？

- オックスフォード大学 -

Q

世界的に有名な英国の医学論文雑誌「ランセット」に掲載された、オックスフォード大学教授らの研究によると、死亡リスクが高いのはどれ？

Ⓐ 身長170センチ体重60キロの標準体型

Ⓑ 身長170センチ体重50キロの痩せ型

Ⓒ 身長170センチ体重70キロのぽっちゃり型

答え：Ⓑ ちょっとぽっちゃり体型よりも痩せ型のほうが、死亡リスクが高まる

肥満が、多くの生活習慣病の元凶とされているのはご存知の通り。健康診断でも「メタボリック症候群」と判定され、医師から生活の改善を求められることがあります。

しかし一方で、**「痩せ型」であってもまた、さまざまな病気のリスクが高まる**ことをご存じでしょうか。

世界的に有名な英国の医学誌「ランセット」に、オックスフォード大学教授らの共同研究班による、体格と健康の関係に対する調査が掲載されました。これは、北米とヨーロッパの平均年齢46歳の男女89万4576人を対象に、それぞれの体格と、病気や死亡率との関係を調べたものです。

体格を表す指標として用いられたのは「BMI（Body Mass Index)」。体重（キログラム）÷身長（メートル）×身長（メートル）という計算式で求められる数値であり、BMIが高いほど肥満体型、低いほど痩せ型であるといえます。

この研究の結果、ＢＭＩの数値が22～23くらいの人がもっとも病気になりにくく、死亡率も低い「健康体型」であるということが明らかになりました。そこからＢＭＩの数値が上昇するほど死亡率が高まっていくことはある程度予想できそうですが、注目すべきはその反対側です。22～23という値を下回るほど、やはり死亡率が高くなっているのです。なお、同様の研究は日本でも行われており、**痩せ型にも肥満体型と同じレベルのリスクがある**ことが示されています。

肥満によるリスクからみてみましょう。

従来から指摘されている通り、肥満は高血圧や高脂血症、動脈硬化など、命に関わる生活習慣病を引き起します。近年では大腸がん、膵臓がん、腎がん、子宮体がん、閉経後の乳がんなど、**一部のがんの発症に関与**していることも明らかになってきました。とくにこれらのがんは、いずれも日本で増加傾向にありますから、注意が必要です。肥満とがんの関係については研究が進められていますが、なかでもがんを発生させるメカニズムとして近年とくに注目されているのは、肥満に伴う体内ホルモン環境の変化です。肥満によって体内のインシュリンや性ホルモンの作用が強まると、細胞

体格と健康の関係

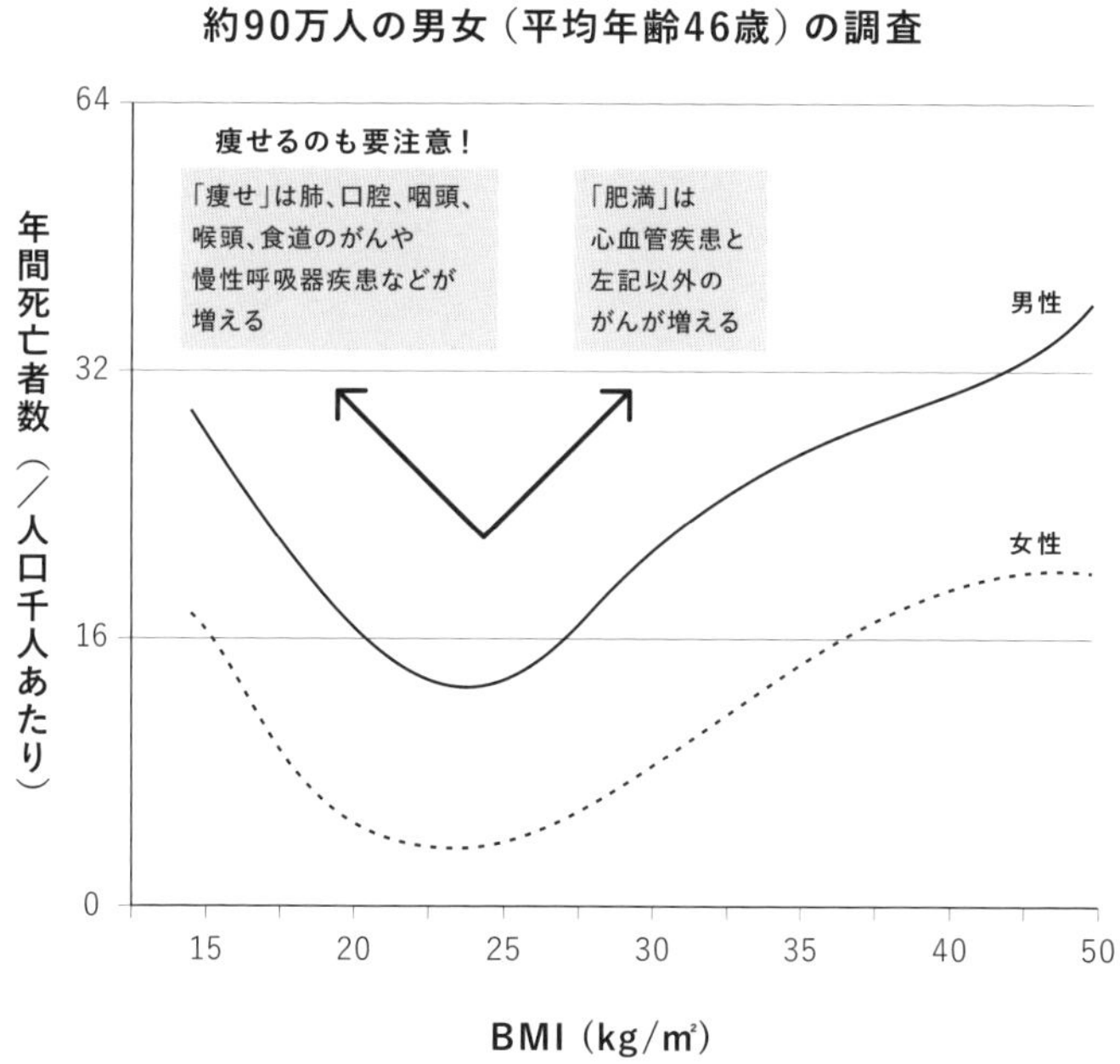

Prospective Studies Collaboration. Lancet 2009年より改変

死が抑制される一方で細胞増殖が促進されます。これが、がん細胞の増殖に大きく関与していると考えられているのです。

それでは、痩せていることによるリスクとはいったいどのようなものでしょうか。

まず、がんについて見てみましょう。

国立がん研究センターでは、男性の場合、ＢＭＩが21未満の「痩せている」グループと30以上の「非常に太っている」グループは同じようにがんの発症率が高く、とくにＢＭＩ19未満の「非常に痩せているグループ」の男性は、適正体重とされるグループに比べると30％ほど発生率が高くなると発表しました。つまり**男性の場合には、痩せているほどがんになるリスクが高まる**ということになります。

不思議なことに女性の場合には、太っていても痩せていてもがんの発症率に有意な差は見られませんでした。

ところが注目していただきたいのが、がんの死亡率の比較です。がんに罹患した人が死亡する比率は、男女とも「もっとも痩せている」人のグループでもっとも高くなっていました。つまり**がんにかかった場合、痩せている人ほど死亡リスクが上がる**

というわけです。

この理由について、国立がん研究センターでは、痩せすぎの場合、低栄養などが原因の免疫力低下によって、がん細胞への抵抗力も下がっているためではないかと考察しています。


さらにこの研究で明らかにされたのは、痩せている女性のなかでも喫煙者のもつリスクです。先に述べたように女性の場合、体重によるがんの罹患率に違いはみられませんでしたが、喫煙者のみに注目してみると、痩せている人ほど罹患率が上昇しています。ちなみに痩せている人には気管支炎や肺気腫などの慢性呼吸疾患も多いとされていますが、これもたばこによるものが考えられます。

もともと女性の場合、痩せている人ほどたばこを吸っている割合が多いので、因果関係を明確にすることはできませんが、いずれにしても痩せ型でたばこを吸っている女性は、たばこによる直接的な呼吸器疾患だけでなく、**がんで死亡するリスクが人よりも高くなる**とだけはいえるでしょう。

また、心筋梗塞や脳卒中など肥満と関連づけられがちな病気についても、興味深い研究結果が報告されています。

厚生労働省の調査によると、**太った人よりも痩せている人のほうが、心筋梗塞や脳卒中で死亡するリスクが高い**というのです。たとえば高血圧や高脂血症などのリスク要因があった場合、肥満の人の死亡率は健康な人の1・5倍〜2・4倍ですが、痩せている人の場合には2倍〜2・8倍になるそうです。理由については明らかにされていませんが、痩せている人は肥満の人ほど病気の心配をしないので、油断してしまうのも一因かもしれません。痩せていても高血圧や高脂血症など他の要因を抱えていることは珍しくありませんから、痩せている人は、体重やお腹回りのサイズだけで安心しないで、肥満の人と同じように他のリスクもチェックすることが大切といえます。

痩せている人が気を付けなければならないことは他にもあります。

一般に**痩せ型の人ほど骨密度が低いので、骨折しやすくなる**といわれます。とくに女性は年とともに骨密度が低下し、骨粗しょう症にかかる人が増加しますが、たとえば20代で極端なダイエットなどをすると骨密度が下がってしまい、若いうちから骨がスカスカになってしまいます。このような状態に気づかないまま年を重ねると、閉経後にホルモンの影響で急激にカルシウムが減って、骨粗しょう症を発症してしまうのです。なにより恐ろしいのは、年を取って骨折すると、それが原因で寝たきりになったり、体を動かさないのでそのまま認知症を発症してしまうこともあるからです。女性の場合はとくに、無謀なダイエットなどで骨密度を低下させることのないように気をつけるべきでしょう。

また、最近日本では、2500グラム未満の低体重で生まれてくる赤ちゃんが増加しているといいますが、その要因のひとつとして指摘されているのが、若い女性の痩せすぎです。もちろん、高齢出産や計画分娩などさまざまな要因もあり一概にはいえませんが、**極端なダイエットが赤ちゃんに影響を及ぼす**ことも懸念されます。アメリカでは、低体重で生まれた赤ちゃんは将来II型糖尿病を発症するリスクが高まるというデータも報告されており、注意が必要でしょう。

肥満の解消や予防というのは、健康であり続けるためには非常に大切なことです。

しかしそれを恐れるあまり、太ってもいないのにダイエットに励み、必要以上に痩せ型になってしまうのは、本末転倒といえます。ちなみに日本と欧米諸国を比較した場合、BMI30以上の肥満の割合は、EUでは男性が13%、女性が19%、アメリカでは男性が29%、女性が35%なのに対して、日本では男性が2%、女性が3%にすぎません。世界的にみても国民全体が痩せ型傾向にある日本のなかでさらに痩せようとすることは、まさに痩せすぎのリスクを負うことになるのです。

痩せすぎもまた肥満と同じように危険であることを知り、極端なダイエットは控えましょう。

まとめ

痩せすぎもまた、
寿命を縮める要因となる!

禁煙に成功する重要な要因とは？
－ハーバード大学－

Q

米国の権威ある医学誌「ニューイングランド・ジャーナル・オブ・メディシン」に掲載されたハーバード大学医学部の調査で、禁煙に成功する重要な要因とされたのは次のうちどれ？

Ⓐ ライターを捨てること
Ⓑ 続けて2本吸わないこと
Ⓒ 禁煙に成功した友人をもつこと

答え：Ⓒ　禁煙に成功した友人を持つ

健康というテーマを語る際どうしても避けて通れないのが、たばこについてです。日本たばこ産業の「2016年全国たばこ喫煙者率調査」によれば、日本の喫煙者率は19・3％で、男性の29・7％、女性の9・7％が喫煙者です。喫煙率は毎年減少傾向にあり、とくに2016年は男性の喫煙者が初めて3割を下回ったことが注目されましたが、それでも諸外国から見れば、この喫煙率はいまだ高い状況にあります。たとえば、別に行われたWHOの統計では、2015年の日本人男性の喫煙率は34％でしたが、アメリカやイギリス、カナダ、オーストラリアなどでは、軒並み20％未満です。先進諸国では比較的喫煙率が高いとされるフランスやドイツでも日本より低く、**先進7カ国の中では、日本人男性の喫煙率がもっとも高くなっている**のです。

寿命との相関を述べる前に、まずたばこがどのような悪影響をもたらすのか、ほんの一部ですが紹介したいと思います。

若い頃から喫煙を続けていると、約10年寿命が縮まる

日本人（男性27311人、女性40622人）を対象とした調査結果

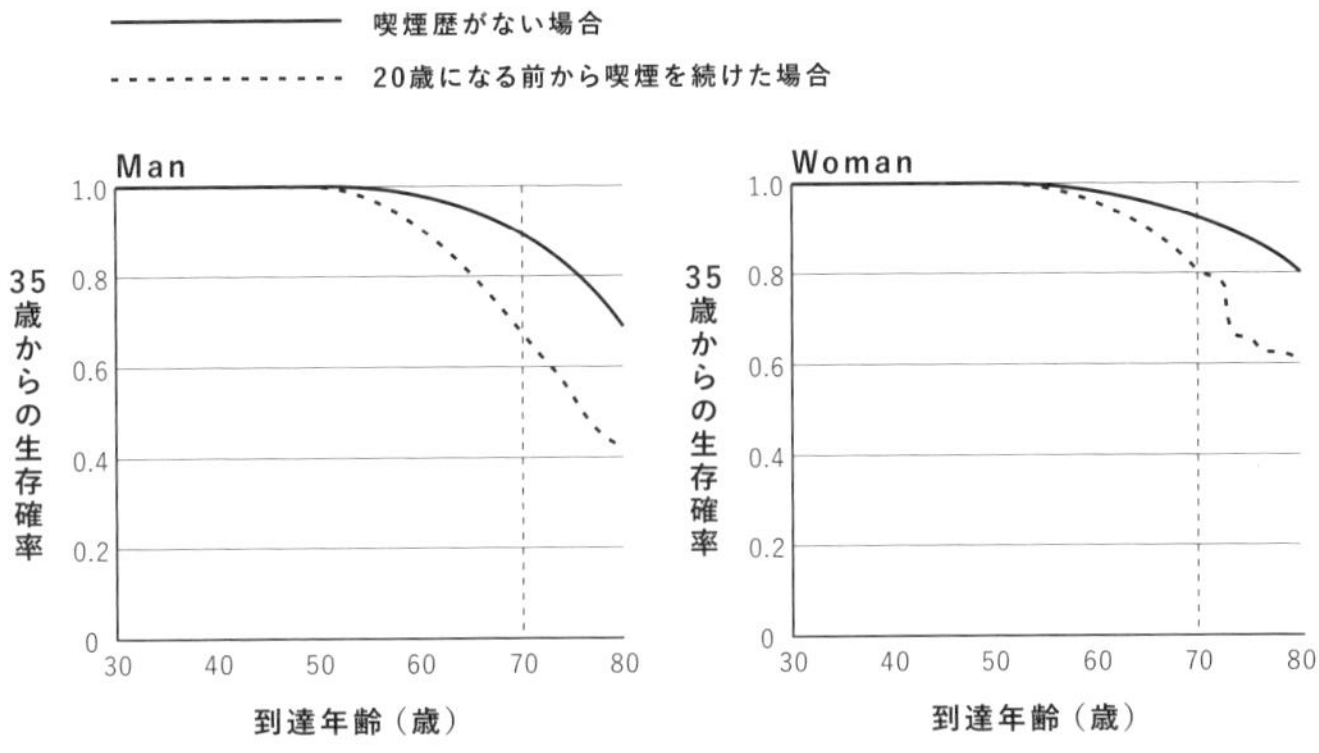

出典：Sakata R. et al. BMJ2012

「病気の誘発」

○心臓病、高血圧、動脈硬化などの血管系疾患や、慢性気管支炎、肺気腫などの呼吸器疾患、胃潰瘍や十二指腸潰瘍などの消化器疾患の原因となる。

○あらゆるがんのリスクを高める。国立がん研究センターによれば咽・喉頭がんの60～90％、肺がんの72％、食道がんの48％、膀胱がんの31％、肝臓がんの28％、胃がんの25％が、喫煙習慣が原因で起こるとされる。他にも、大腸がんや子宮がんとの関連を示す有力な証拠も挙がっている。

○メタボリック症候群になるリスクを高める。1日1～2箱の喫煙により、非喫煙者の3倍も肥満になりやすくなる。

「老化の促進」

○発生する活性酸素により、全身の臓器や組織が傷つき老化が進行する。しわやしみが増え、見た目年齢も実年齢より上昇する。

○骨密度を低下させ、高齢者の骨折のリスクを高める。

このように、たばこにはまさに健康に対するあらゆる災厄が詰まっており、その一箱は本来開けるべきではない「パンドラの箱」といえるでしょう。

それを知りつつリスクから目を背けて喫煙を続けるとどうなるのかといえば、寿命が大きく縮みます。

日本で行われた　男性2万7311人、女性4万6222人を対象とした調査では、**20歳になる前から喫煙を続けている人は、非喫煙者よりも寿命が10年短い**という結果となりました。

たばこの愛好家には、10年、20年と吸い続けている人が多くいますが、もしたばこを止めようと思うなら、早いにこしたことはありません。

近年の調査結果によると、**35歳になる前に禁煙に成功すれば、健康への影響はほとんど解消**され、45歳までに止めた場合でも、かなりのリスクが解消されることがわかっています。**早めの禁煙で、寿命を取り戻すことができる**のです。

「そうはいっても、簡単に止められたら苦労しない……」

そんな喫煙者のつぶやきが聞こえてきそうですが、その気持ちは十二分にわかります。何を隠そう、医師であり健康オタクである私も、20年前までは喫煙者だったからです。当時、何度も禁煙にトライしつつ、なかなか達成できませんでした。

なぜ禁煙できなかったのか私なりに考えてみたところ、周りに喫煙者が多かったことが大きかったように思います。私が禁煙するきっかけとなったのは、研究のためにアメリカで2年過ごしたことです。冒頭にお話ししたようにアメリカでは喫煙者の割合が低く、町を歩いていても職場でも喫煙者に会うことがほとんどありませんでした。

こうした経験から、喫煙習慣は周囲によって左右されるのではないかと漠然と考えるようになりましたが、近年、それを裏付ける研究が発表されました。アメリカのハーバード大学医学部の研究チームが医学誌「ニューイングランド・ジャーナル・オブ・メディシン」に発表した調査によれば、喫煙習慣というのは人から人へと伝播していき、直接の知人に喫煙者がいると、将来たばこを吸う確率は非常に高くなるのです。逆に、喫煙者とつながりが薄い場合、たばこを吸う確率は低くなります。

この傾向は禁煙にもそのまま当てはめることができ、**周囲に喫煙者がいなければ禁煙の成功率が高まる**ことが予想されます。

また、生涯の伴侶や無二の友人など、その人の人生に大きな影響力がある人が禁煙に成功すると、自らも禁煙できる可能性が高まることもわかっています。禁煙するかどうかはつまるところ自分次第ですが、**人間関係が喫煙習慣に大きく関与している**ことは知っておくべきでしょう。

人間関係についてさらに述べるなら、禁煙が進む社会の中で喫煙を続けていくと、周囲との関係をうまく構築するのが難しくなり、やがて孤立していく傾向があることも、調査により明らかになっています。

繰り返しになりますが、**一刻も早く禁煙する**にこしたことはありません。

まとめ

喫煙を続ければ寿命が10年縮まるが、早く止めるほど寿命は取り戻せる

死亡率が高い意外な職業とは？　－イギリスの調査－

Q

イギリスで行われた雇用と死亡率に関する調査。
次のうち、死亡率が高かったのはどの職業？

Ⓐ パブなどで働く飲食店従業員

Ⓑ 港で働く肉体労働者

Ⓒ オフィスで働くデスクワーカー

答え：Ⓐ パブなどで働く飲食店従業員

体を酷使することが多い肉体労働者や、ほとんど動かず肥満のリスクが高いようなデスクワーカーに比べ、屋内で適度に動き回って働くような飲食店従業員のほうが死亡率が高いというのは、少し意外な気がしないでしょうか。

実は、パブなどで働く従業員の寿命は、特定の人々により半ば強制的に削られていることが判明しています。その犯人とは、「喫煙者」です。

イギリスの研究チームは、20歳から64歳までの人々の死因と雇用の関係を調べました。そして「**全死因の20％は家庭や職場の受動喫煙が原因である**」と結論づけました。また「受動喫煙による死の半数は、サービス業従事者に見られる」という統計的事実が明らかになっています。パブやレストラン、クラブなどで働く人々は、屋内で客が吸うたばこの副流煙や、吐き出した煙を吸わざるを得ず、それが命を削っているというのです。

ちなみにイギリスでは現在、屋内での喫煙が法律で禁止され、パブなどでは店の外に灰皿が置かれるようになっています。

受動喫煙が体に悪いというのは、多くの人がなんとなくは知っていると思います。しかし、それだけで命が脅かされるというところまで理解している人は少ないはずです。

日本の研究で、喫煙していない女性約3万人を、13年間追跡調査したものがあります。それによると、夫が非喫煙者である際の発がんリスクを1とした場合、夫が過去に喫煙していたなら、「肺腺がん」というがんのリスクが1・5倍になり、さらに夫が喫煙者で1日20本未満のたばこを吸うなら1・73倍、20本以上なら2・2倍にまで高まることが示されています。また、「肺がん」に罹るリスクも1・3倍となり、**調査期間中に肺がんにかかった女性の37％は、夫からの受動喫煙が原因である**というかなりショッキングな数字も出ています。

このような調査を見れば、たばこを吸うという行為に、他人の命を脅かすリスクがあることは明白です。「自分はたばこが好きだから、それで死んでも後悔しない」というような人の場合でも、周囲までその思想の犠牲にしていいはずがありません。

こうした受動喫煙の影響をもっとも受けやすい存在が、子どもたちです。発達の途中にある段階での受動喫煙により、**中耳炎や気管支炎、肺の機能低下、小児がんなどが起こり、脳の働きにも悪影響を及ぼす**ことが知られています。

さらに近年、他人の喫煙から健康を害する恐れのある、もうひとつの「有害要素」が明らかになってきています。

それは、「三次喫煙」。**たばこを消した後の残留物にも有害物質が含まれ、それらを吸入することによって人間の遺伝子がダメージを受ける可能性**が指摘されています。

アメリカの医学雑誌「Mutagenesis」に発表された論文では、三次喫煙は細胞にダメージを与えるだけではなく、そのダメージが時間とともに悪化していく可能性があると指摘されています。

研究チームは、細長い紙片を置いた2種類の部屋を用意。Aの部屋は、20分に5本のたばこを吸った場合と同程度の煙と化学物質を満たしました。Bの部屋は、196日間にわたり合計258時間分のたばこの煙にさらしました。

その後、それらを浴びた紙片を回収して毒性化合物の濃度を調べたところ、短期間で大量の煙を浴びたAの部屋よりも、長い間少しずつ煙を浴びたBの部屋のほうが、濃度が高いという結果となりました。

そして、その紙片から取り出した化合物に人の細胞をさらしたところ、酸化ストレスによる遺伝子の損傷や切断を誘発したのです。

こうしてダメージを受けた遺伝子が、結果的にがんなどの深刻な病気の発生に関与していることを、研究チームは指摘しています。

自分がたばこを吸っていなくても、衣服やカーペットなどにたばこの煙がついただけで、においだけでなく有害な化合物がそこにとどまり続け、私たちの健康を害するのです。

喫煙者は、そこまで理解した上で、十分な配慮のもとにたばこをたしなむべきです。

非喫煙者は、とにかく**たばこの煙やにおいのする場所には近づかない**ようにすることが、将来の病気のリスクを下げることにつながると考えられます。

このように受動喫煙の健康被害が明白なものとなったことで、世界の国々の多くが、全面禁煙に舵を切りました。アイルランドでは公共の場は全面禁煙ですし、前述のイギリスのほか香港、そしてアメリカの半数以上の州では屋内を全面禁煙とする法律が施行されています。

ただ、日本はこうした世界の流れに取り残され、分煙や禁煙化がまだまだ十分ではありません。

もしあなたが喫煙者であるなら、**自分の寿命を取り戻すためだけではなく、身近にいる大切な人たちのためにも、**なんとか禁煙してほしいところです。

連続して、たばこのリスクについて解説してきましたが、その締めとして「効果的な禁煙方法」について、医師の立場からアドバイスしたいと思います。

喫煙本数がそれほど多くない人はもちろん、朝起きたらすぐに一服したくなるような依存度の高い人にもおすすめできるのは、禁煙補助薬です。

禁煙補助薬は大きく分けて、パッチタイプと飲むタイプがあります。

ニコチンを含んだ貼り薬であるニコチンパッチは、医科学的にも禁煙効果が高いことが証明されていますが、微量とはいえニコチンを体内に取り込むわけですから、依存症を完全に断ち切るのが難しいという欠点があります。

それを補うために開発されたのが、飲むタイプの薬です。この薬の成分が体内でニコチン・レセプターに結合することにより、ニコチン自体の結合を妨げ、結果的にたばこを吸ったときに感じるうまさや満足感を消し去ります。しかも、ニコチンのように脳内で少量のドーパミンを放出させるため、**たばこを吸わなくとも「禁断症状」を抑えることができます**。現在もっとも効果の期待できる存在だといえるでしょう。

ただし、禁煙補助薬もあくまで薬であり、副作用が出る可能性もあります。市販の薬を自己判断で飲むよりも、やはり医師に相談したうえで処方してもらうのが安心です。

禁煙外来を掲げている病院では保険も適用されるため、**経済的な負担も軽くて済みます。**

禁煙は、「思い立ったが吉日」。ここまでお読みいただいたことで、少しでも禁煙しようという気持ちがわいたなら、さっそく明日にでも時間を作り、禁煙外来の扉をたたいてみてはどうでしょう。

まとめ

喫煙は、自分だけではなく
他人の命も脅かす！

自分が不幸だと感じてしまう行動とは？

－カナダ公衆衛生庁－

Q

カナダ公衆衛生庁の研究者による調査。現在、自分を不幸だと感じている人は、実は2年前のある行動に原因があるといいます。それはどちら？

Ⓐ 余暇は家でのんびりして過ごしていた

Ⓑ 余暇には野外で遊びまくっていた

答え：Ⓐ　余暇は家でのんびりしていた

仕事が忙しい時期ほど、たまの休みには家でゴロゴロして過ごす人は多いのではないでしょうか。気の済むまで布団から出ず、起きた後も本を読んだり、DVDを見たりしながらのんびり休日を楽しむ……。一見すると、くつろいで気持ちがリラックスしそうですが、実は長い目で見ると、精神的にプラスとはいえないようです。

カナダ公衆衛生庁の研究者らは、カナダ国民を対象に身体活動と幸福との関係についての調査を行い、2012年に結果を発表しました。

それによると、初期の調査で**「余暇にはあまり体を動かしていない」と答えた人たちは、その2年後のフォロー調査の段階で「自分が不幸である」と感じるようになっている割合が多くなった**といいます。比較的体をよく動かしている人に比べ約1・5倍の人が、幸福度が落ちていると感じていたのです。

ちなみに、初期の調査で体をあまり動かしていないと答えた人のうち、2年後の調査の時点では体をよく動かすようになっていた人の場合、幸福度の低下は約3分の1

に抑えられることもわかっています。

この調査から見えてくるのは、**「体をよく動かす人ほど、幸福度が高い傾向がある」**ということです。


もうひとつ、視点を変えた実験を紹介しましょう。

日立製作所中央研究所の研究チームは、人の体にセンサーを装着し、そこから得られる膨大なデータを分析してきました。

ある時彼らは、身体の揺れと向きを検出する加速度センサーを装着させた実験参加者を2つのグループに分けました。そして、Aグループにはその週に経験した3つのことを条件を付けずに書き記してもらい、Bグループにはその週に経験した3つの「よかったこと」を書き記してもらいました。それを5週にわたって繰り返しつつ、並行して質問紙による幸福度調査も行いました。


その結果、「よかったこと」を書き記したBグループのほうが明らかに幸福度が高まったことがわかりました。そして、センサーを分析した結果、**「幸福度が高まるほ**

どよく動くようになる」という事実も明らかになったのでした。

これらの結果からいえるのは、身体活動と幸福度が相互に作用しているということです。幸福度が高いと体をよく動かすようになり、そのままアクティブに過ごすことで幸福度が高いまま維持されていきます。体を動かすことがストレス解消になることは知られていますが、それだけではなく、**幸福もまた引き寄せてくれる**のです。

休みの日こそ、体を動かして幸せになるチャンスととらえ、積極的に行動してみてはどうでしょう。

まとめ

身体活動と幸福度には深いつながりがあり、アクティブに体を動かすと幸福感が維持される人はある場所に行くと幸福度が上がる。それはどこ?

-ウィーン医科大学-

Q

幸福に関する30もの調査を解析した結果、ある場所に行くと幸福度があがる結果が出ました。

それはどこ?

Ⓐ 商業施設など人が多いところ

Ⓑ 自然に囲まれたところ

Ⓒ 図書館など本に囲まれたところ

答え：Ⓑ　自然に囲まれたところ

都心で仕事をしていると、多くの時間を「コンクリート・ジャングル」の中で過ごすことになります。大都市では自然豊かな空間というのは非常に限られ、人工的な建造物に囲まれて生活するのが当たり前です。

こうした環境は、現代社会では特に珍しいことではありませんが、地球規模で考えてみれば極めて〝不自然〟な状態であるといえます。

それを象徴するのが、この調査です。

自然と幸福度との関連性を調べた30もの研究をまとめて解析し、合計8500人について調査した研究では、**自然に接している人ほどバイタリティがあって、人生の満足度も高い**傾向が認められました。なかでも**直接自然のなかに自らの身を置くことが、幸福度を高める効果がもっとも強い**こともわかりました。

人間も生物であり、自然の一部ですから、本能的に自然とつながろうとする欲求があるのでしょう。自然に囲まれた環境において、人は開放的になるだけでなく、本能的欲求が満たされ、それが幸福度の上昇につながっているということが調査結果から示唆されています。また、こうした効果は健康に問題がある人ほど高まるという調査報告もあり、**自然の持つ「癒し効果」**が裏付けされたかたちとなっています。

ちなみに「森林や滝の周辺でマイナスイオンを浴びるのが健康にいい」などといわれて一時ブームになった「マイナスイオン」に関しては、現在のところ科学的な実証は不十分な状態です。確かにそれらの場所にはマイナスイオンが多く存在しますが、マイナスイオンそれ自体の作用というよりも、自然に囲まれた環境そのものに効果があるのではないかと考えられています。

自然に囲まれて過ごすひとときはたんなる「余暇」ではなく、人生を幸福に過ごすために欠かせない大切な時間なのだと認識して、さっそく次の休みにでも、自然のなかに出かけてみてはどうでしょうか。

「そうはいっても忙しくて出かけられない」「疲れているから動きたくない」……。日頃仕事で疲れ果てている方からは、そんな声も聞こえてきそうですね。それならせめて、身の回りに自然を感じるものを置いてみるというのはいかがでしょうか。そうすれば時間もお金も体力も使わずに、手軽に自然に触れることができます。事実、部屋や仕事場の一角に花や観葉植物を飾るだけで、人間は幸福度を上げることができるという報告もあるほどです。

森林浴など自然に包まれるならともかく、部屋に花を飾っただけで幸せになるなどというと「たんなる思い込みにすぎないのではないか」などと反論されそうですが、千葉大学環境健康フィールド科学センターの調査では、花や観葉植物を日常生活に取り入れることによって、公園や森で自然体験をするのと同じようなリラックス効果が得られることが確かめられています。人は緊張したりストレスを感じると交感神経が高まってイライラが募りますが、**部屋の中で花や観葉植物を飾っているだけで、香りや視覚効果により脳前頭前野の活動が沈静化されて副交感神経の活動が高まり、心身ともにリラックスすることができる**というのです。

また不思議なことに、花や緑には「調整効果」といって、**その人を最適な状態にする効果がある**とされます。たとえば血圧が低すぎる人は高く、高すぎる人は低くなり、ストレスがかかり緊張している人にはリラックスさせる効果が、沈み込んでいる人には活気を与えて元気にしてくれる効果があるのです。薬で血圧や自律神経を調節するよりも、お金もかからず副作用の心配もありませんから、試してみる価値はあるでしょう。

ちなみにこうした効果が視覚によるものというなら、パソコンのディスプレイを花や観葉植物にしたり、テーブルに造花を飾ったりすればいいのではないかと思うかもしれませんが、実験によると残念ながら同じ効果は得られなかったといいます。もちろん、造花や花の絵からもある程度は癒し効果を得ることはできるのかもしれませんが、人は、たとえ**ほんの少しでも本物の花や緑に触れて**はじめて、五感が自然を感じ、自然に包まれた感覚を得て、癒されていくのではないでしょうか。昔から、私たち日本人が床の間に花を活けては折々の自然を感じてきたように、どんなに小さくても構いませんから、部屋の片隅に花や緑の小さなコーナーを設けておくことをおすすめします。

まとめ

自然に触れることで、
バイタリティや幸福度が高まる!

あなたの幸福度を増してくれるのは、どんな友だち？

ーハーバード大学ー

Q

ハーバード大学のニコラス・クリスタキス教授らの研究によると、周囲の友人・知人が〇〇だと、あなた自身の幸福度が増す。さて、〇〇に入るのは？

Ⓐ 不幸

Ⓑ 幸福

Ⓒ 金持ち

答え：Ⓑ 幸福は伝染する

あなたの周りの友人は、どんな人が多いでしょうか。
お金持ちの友人がいれば、自分もそのおこぼれにあずかっていい思いができそうですし、「人の不幸は蜜の味」というように、誰かが不幸になったのを見て、ひそかに優越感を感じるなどという人もいるでしょう。しかし残念ながら、そのような感覚で人と付き合っていては、幸福は遠のくばかりです。

実は**人間の幸福度は、周囲の人間関係によって大きく左右される**ということを明らかにした、興味深い研究があります。
米国ハーバード大学医学部・教養学部教授のクリスタキス氏とカリフォルニア大学政治学科教授のファウラー氏は、1983年から2003年までの20年間、4739人におよぶ人間関係のネットワークと幸福度について調査しました。その結果わかったことは、次のようなことだといいます。

1 幸福な人が周りに多くいる人は、将来、幸福になる可能性が高い。

2 幸福な人間ネットワークは、もともと幸福な人が集まって形成されるのではなく、幸福な誰かが幸せを周囲に伝播することによって広がっていくものである。

3 友だち、友だちの友だち、あるいは、友だちの友だちの友だちが幸せだと、本人も幸せになる傾向がある。（それ以上離れた人、つまり友だちの友だちの友だちの友だちの幸福度は、本人には影響を与えない）

4 こうした幸福の伝播の度合いは、幸福な知り合いとの地理的な距離が遠いほど、また、幸福な知り合いに遭遇した後の時間が経つほど薄れる。

これらの結果を見ていて、何か気が付くことはないでしょうか。試しにちょっと、「幸福」あるいは「幸福な人」の部分を「感染症」あるいは「感染症にかかった人」と置き換えて読んでみてください。なんだか意味が通じませんか。つまり、このことからわかるのは、**「幸せ」というものは、まるでウィルスのように人から人へとうつっていくもの**だということです。

なかでも面白いのが 3 です。幸せな友だちがいると、幸せはそこにとどまらず、

「友だちの友だち」さらに「友だちの友だちの友だち」にまで「うつって」いくという事実です。3段階先の友だちにまで影響が伝播していくので「three degrees of influence rule」つまり影響力の3段階の法則と称されています。

この研究によると、「幸せ」だけでなく**「肥満」や「喫煙」「飲酒」などさまざまな生活習慣についても、同じように人から人へ影響が伝播していく**とされています。

たとえば誰かが肥満になると、その友だちが肥満になる確率は57％上昇し、友だちの友だちは20％、さらにその友だちは10％太りやすくなるといいます。同様に誰かがたばこを吸い始めると、その友だちの喫煙する確率は36％上昇し、友だちの友だちの友だちが喫煙する確率は11％上昇するというのです。

ちなみにこの研究結果で面白いのは、実は「友だちの友だちの友だち」に影響が及ぶのは、幸福感や生活習慣などがドミノ倒しのように連鎖反応を起こすのではなく、仲介となる友だちを飛び越えて、直接の友だちではない3段階先の友だちにもうつっていくという事実でした。つまり、Aさんが太った場合、友だちのBさんが太る確率は前述のように57％上がりますが、たとえBさんの体重が全く増えなくても、Bさんの友だちであるCさんは10％太りやすくなるということです。

にわかには信じがたい説ではありますが、もしかすると人間は、互いにコミュニケーションをとって波長を合わせることで、想像以上の相互作用を生み出しているのかもしれません。

2人はこうした調査から、「人は、ただ周りの人とつながっているだけではなく、自分が知る以上に網目のようなネットワークでつながっているのだ」と、結論づけています。そして、つながっている私たちは、**自分の知らないうちに人から大きな影響を受け、生活習慣から健康状態、精神状態まで大きく左右されている**というのです。

さてそこで、最初の質問に戻って考えてみましょう。正解がなぜBなのか、その理由をわかっていただけると思います。自分の幸福度を高めるためには、周囲に幸せな人がたくさんいればいいのです。**周りに幸せな人がいればいるほど、あなたも幸せになる確率がどんどん上がっていく**からです。

それでは、あなたの友だちが不幸だったらどうすればいいでしょうか。不幸がうつるのを避けるために、その友だちを遠ざければいいのでしょうか。

クリスタキス教授によれば、ネットワークからの伝染性は、不幸のようなネガティブな感覚よりも、幸福感のようなポジティブな感覚のほうが速く、強く伝播するといいます。こうしたことから教授は、人はネガティブな感覚を恐れてネットワークを遮断するべきではなく、むしろ自ら相手に対してポジティブな感覚で働きかけようとすることのほうが大切だと主張しています。

たとえば、あなたが幸福だと感じれば、あなたの周囲の友だちが幸せになるだけでなく、友だちの友だちの友だちにまでその幸福感が波及していくのですから、あなたは実に多くの人を幸せにすることができるというわけです。**人から幸せをもらうだけでなく、自分が人を幸せにすることができる**のだと考えることが、あなたの幸福感をさらに増大させてくれるのではないでしょうか。

まとめ

周囲に幸せな人が多いほど、
自分の幸福度も上がる

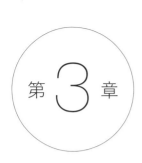

第3章

運動編

Part.3 About exercise

死亡リスクを下げるには、どのぐらいジョギングをすればいい？

－コペンハーゲン・シティ・ハート・スタディ－

Q

デンマークの大規模な疫学研究チーム「コペンハーゲン・シティ・ハート・スタディ」が行ったジョギングに関する調査によると、次のグループのうち死亡リスクが低いのはどれか

Ⓐ まったくしてない

Ⓑ 週に数回、ほどほどの時間、あまり速いペースでなく

Ⓒ 週に4回以上、より多くの時間、速いペースで

答え：B 週に数回、ほどほどの時間、あまり速いペースではなくジョギングする

健康の維持に体を動かすことが欠かせないのは、これまで述べてきた通りです。ただ、運動というと「辛そう」「きつそう」という印象があり、大切だとはわかっていてもつい敬遠しがちという人が多いのではないかと思います。

しかしはたして、人は本当に、辛い運動をずっと続けていかなければ、健康を維持することはできないのでしょうか。

確かに、健康に対する意識が高く、頻繁にジムに通ったり、毎日のように長時間のジョギングを行ったりする人もいます。そういう人は見た目にもスマートでさっそうとしているものですが、実はだからといって、そういう人がもっとも長生きできるかというと、そうとは言い切れないのです。

もちろん運動すること自体は、やらないよりもはるかにいいのですが、死亡リスクとの関連からいうと、**ハードな運動を頑張って続けるよりも、適度な運動にとどめて**

おいたほうが効果的であるということが科学的に示されています。

アメリカの4000人以上の男性（平均年齢63歳）を対象に、日頃行っている運動の程度と死亡リスクとの関係を4年間、観察した調査研究があります。

それによると、たまに運動する、または軽い運動をする程度の人は、まったく運動しない人よりも明らかに死亡リスクが低下するといいます。つまり少なくとも何らかの運動をしている人のほうが、長生きできることが証明されているわけです。

ところが一方、運動の程度を比べた調査では、**辛いと感じるような激しい運動をしている人は、辛くない程度の軽い運動を習慣にしている人よりも死亡リスクが高くなる**可能性があることがわかったのです。ちなみに同様の結果が、これとは別に行われた計66万人以上の男女を対象とした研究でも認められていますから、信頼性は高いといえます。

またデンマークでは、疫学調査チーム「コペンハーゲン・シティ・ハート・スタディ」によって、大規模な調査・分析が行われ、ジョギングの習慣と死亡リスクの関係についての研究が発表されました。

運動習慣と死亡リスクとの関係

4000人以上の米国男性（平均年齢63歳）を対象にした調査研究

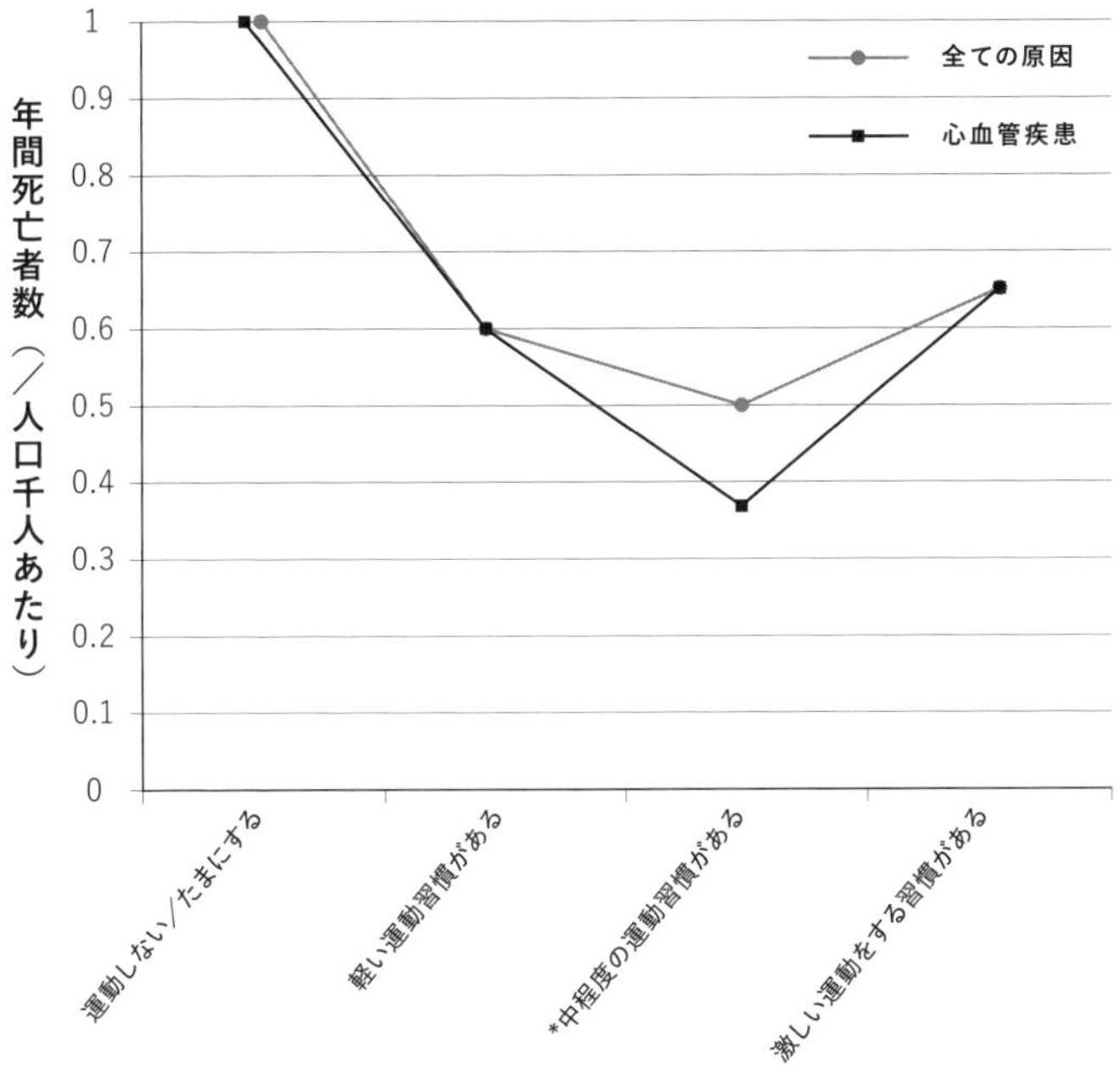

運動しない/たまにする人の死亡リスクを1としたときの
相対的な死亡リスクを示している。

*中程度の運動習慣とは、以下の3つのいずれかの運動習慣がある場合のこと
①サイクリングの習慣
②ウォーキングの習慣+週末のレジャー活動
③週に1度の活発なスポーツ活動

出典：Wannamethee SGほか. Lancet 1998

この研究によると1万7000人以上の老若男女を対象に、最大35年もの追跡調査を行ったところ、ジョギングをすると寿命が男性で6・2年、女性で5・6年も延びると推計されました。ただしこれには条件があります。それほど根をつめずに、「ほどほどの時間／あまり速いペースでなく／週に数回程度行っている人」のほうが、「より多くの時間／速いペースで／週に4回以上行っている人」よりも死亡リスクが低いというのです。ここでも、**運動のやりすぎによる負の効果**が指摘されたというわけです。

運動は確かに健康にいいはずなのに、やりすぎたり厳しすぎたりすると、なぜ私たちの寿命を縮めることにつながってしまうのでしょうか。

実のところ、このメカニズムはまだはっきり解明されたわけではありませんが、医学的に考えられるのは、まず激しすぎる運動を長時間続けると、心臓や血管などに過度の負荷がかかってしまうということです。たとえばマラソンや駅伝の選手が、ゴール直後に崩れ落ちるような姿を私たちは目にしますが、限界まで走り切った選手は、筋肉だけでなく内臓の細胞にまで大きなストレスがかかっているといいます。もちろん、そこまでの極限状態ではないにしても、**長時間の激しい運動が体に相当なダメージを与える**ということは、私たちでも想像するに難くないと思います。もうひとつ考えられることは、活性酸素の影響です。

人間は日常的に酸素を消費して生きていますが、その過程で生じた活性酸素は体を傷つけたり、細胞を酸化して老化の原因となってしまいます。運動をすると酸素をより多く必要とするので、活性酸素もその分多く生じるようになるのですが、ある程度の運動ならそれほど急激に増加することもなく、体内で分解されていきます。このため、活性酸素による害よりも、運動をすることによって体が活性化するなどのメリットのほうが大きいと考えることができます。

ところが、息が上がるほどの激しい運動を長い時間行うと、活性酸素は大量に発生してしまい、体内では分解が追いつきません。このため、**体に残った活性酸素があちこちで細胞を攻撃して、老化を促して寿命を縮めてしまう**と考えられるのです。

適度な運動の量は、年齢や体力によって異なりますが、目安となるのは「**人と話を**

しながらできる程度」の運動です。ふだんあまり運動をしない人なら、ちょっと速足でウォーキングをしたり、階段をさっさっと上る程度がちょうどいいかもしれません。
ちなみに運動は、必ずしも続けてする必要はありませんから、細切れの時間を上手に使って体を適度に動かすのがコツです。体が慣れてきたら、たとえばウォーキングなら1日合計1時間程度を週4〜5回、ジョギングなら週に3回程度などと無理のない運動量を決めて、日常生活のなかに取り入れていくようにすればよいのです。

まとめ

週に数回、
辛くない程度の運動をする習慣をつけると
健康でいられる

もっとも効果的な「自転車のこぎ方」とは？

ー立命館大学ー

Q

立命館大学の田畑泉教授が考案、エアロバイクを使った運動でもっとも効果があるのは？

Ⓐ 20秒全力でエアロバイクをこぐ

Ⓑ 最大心拍数の70〜80％のレベルで20分こぐ

Ⓒ 何もしない

答え：Ⓐ 短時間全力でこぎ、インターバルをとる

運動が苦手な人のなかには、ウォーキングとかジョギングなどと聞いただけで、敷居を高く感じてしまう人がいるかもしれません。そこで、そんな方々にぴったりの、ちょっと面白い運動法をご紹介しましょう。

それは、**ごく短時間の激しい運動を週2～3回程度行うだけで、長時間運動したのと同じ効果が得られる**という画期的な運動法です。実は、この運動法を考案したのは、立命館大学の田畑泉教授なのですが、1996年に発表されて以来、各国の研究者たちに注目され、検証が続けられてきました。

田畑教授の考案した〝元祖〟「タバタ式トレーニング」は「20秒の全力運動の後10秒休む」これを1セットとして、1日8セットを週2回程度行うと、長時間の運動と同じ効果が得られるというものですが、近年、カナダのマクマスター大学などの研究チームが、この運動法の研究をさらに推し進めて、より短時間で効果が上がることを立証したのです。

実験は、ふだんから座位時間が長く、あまり運動もしない、どちらかといえばやや肥満気味の若い男性を対象に行われました。1つ目のグループは「**20秒全力でエアロバイクをこぎ、2分軽めにこぐ**」**これを3セット**。つまり全力でこぐのは正味1分。2つ目のグループは「最大心拍数の70～80％のレベルで45分こぐ」つまり中程度のレベルのエクササイズを45分間。どちらも、エクササイズの前後には2分のウォームアップと3分のクールダウンを行います。そして、何もしないグループを3つ目のグループとしました。

その結果、驚くべきことに、運動をしたグループは、どちらもほぼ同じように健康指標が向上するという結果が得られたのです。

持久力や心肺機能を示す最大酸素摂取量の数値はおよそ19％改善し、糖の代謝に関わるインシュリン感受性も同様に上昇しました。さらに筋肉内でエネルギーを作り出すミトコンドリアは、年とともに減少して筋肉の機能が衰えていくことが知られていますが、どちらのグループも同じようにミトコンドリアの量が増加して、**筋肉機能が増強**されたことを示しました。

1つ目のグループでは運動にかける時間約10分のうち、体に負荷をかけるのは1分なのに対して、2つ目のグループでは運動にかける時間50分のうち負荷がかかるのは45分。それでも同じ効果が得られたというのですから、運動が苦手だという人だけでなく、忙しくて運動する時間が思うようにとれないという人にとっても、まさに朗報といえるのではないでしょうか。

ちなみに、前述の研究は若い男性を対象に行われたものですが、英国のアバーティ大学では、高齢者への効果を検証するための研究も行われました。

参加者は60代の男女12名。運動の方法は、6秒間全力でエアロバイクをこいでもらい、その後心拍数が120未満になるまで1分以上休止。これを1日6回程度から始め、最終的には10回行えるようにしました。全員にこのエクササイズを週に2回実施してもらいました。

その結果、6週間後には**最高血圧が平均9%下がり、筋肉内のミトコンドリアの量は8%増加して運動能力が向上**しました。それだけでなく、立ったり座ったり犬の散歩を行ったりするなどの日常の動作も楽に行えるようになって、各々が自分の身体機能の向上を実感することができました。

通常、エアロビクスなどの有酸素運動や体に負荷を掛けるエクササイズなどを12カ月ほど続けると、身体機能が2％から4％改善されることがわかっていますが、この研究により、**1日たった1分の全力運動をすれば、より短期間に効果を上げることができる**と実証されたわけです。

もちろん、高齢者がこの方法を実践する際には、医師に相談して慎重にプランを立てる必要はありますが、この研究に携わったアバーティ大学のバラジ氏によれば、長時間のジョギングやウォーキングに比べれば心臓への負担も少なく、実施しやすいといいます。また、「全力」の運動と言っても、各々の年齢や能力に合った「全力」であるため、自分の身体能力に合わせて調節できる利点もあります。**エアロバイクのあるジムに通えない場合には、坂や丘を駆け上がることで同じ効果を得ることができる**とバラジ氏は解説しています。

もちろん、先にお話ししたように、適度のジョギングやウォーキングなどをふだんから楽しみながら行うことができれば、ストレス解消にもなり健康増進効果もしっかり得られますが、「運動をすることがおっくうで」というような方には、こうした短時間運動法がおすすめかもしれません。

いずれにしても、自分に合った運動法を選んで、無理せず続けることが、健康増進のためにはなによりも大切といえるのです。

まとめ

長時間の運動がおっくうなら、短時間運動法がおすすめ

介護依存や死亡のリスクがもっとも低下する生活習慣とは？

－ジャーナル・オブ・アメリカン・メディカル・アソシエーション－

Q

米国医師会が発行する医師会誌「ジャーナル・オブ・アメリカン・メディカル・アソシエーション」に発表された研究によると、次の高齢者のうち介護依存になるリスクが低く、死亡リスクも低いのはどれか？

Ⓐ 歩くのが速い

Ⓑ 食べるのが速い

Ⓒ 起床時間が早い

答え：Ⓐ 歩行スピードの速い人（高齢者）ほど、介護依存になるリスクが低く、死亡リスクも低い。

自らの歩く速さを意識したことはあるでしょうか。

普段、何気なく歩いている人がほとんどだと思いますが、歳をとっていく中で、自分の歩くスピードが落ちていることに気が付いたら、要注意です。

実は**歩く速さに今後の寿命が反映される**といったエビデンスがあるのです。

アメリカの医師会が発行する医師会雑誌「ジャーナル・オブ・アメリカン・メディカル・アソシエーション」に発表された研究で、歩行スピードと余命の関係について興味深い分析がなされています。

65歳以上の3万4000人の男女を対象にした9の調査をまとめて解析した結果、**歩行スピードは余命と密接なつながりがあり、各年齢においての歩行スピードと残りの寿命がきれいな比例曲線で表せる**ことが判明しました。

例えば、男性では65歳の時点で1・1メートル／秒（1キロメートルを15分ペース）

身体能力と介護依存との関係

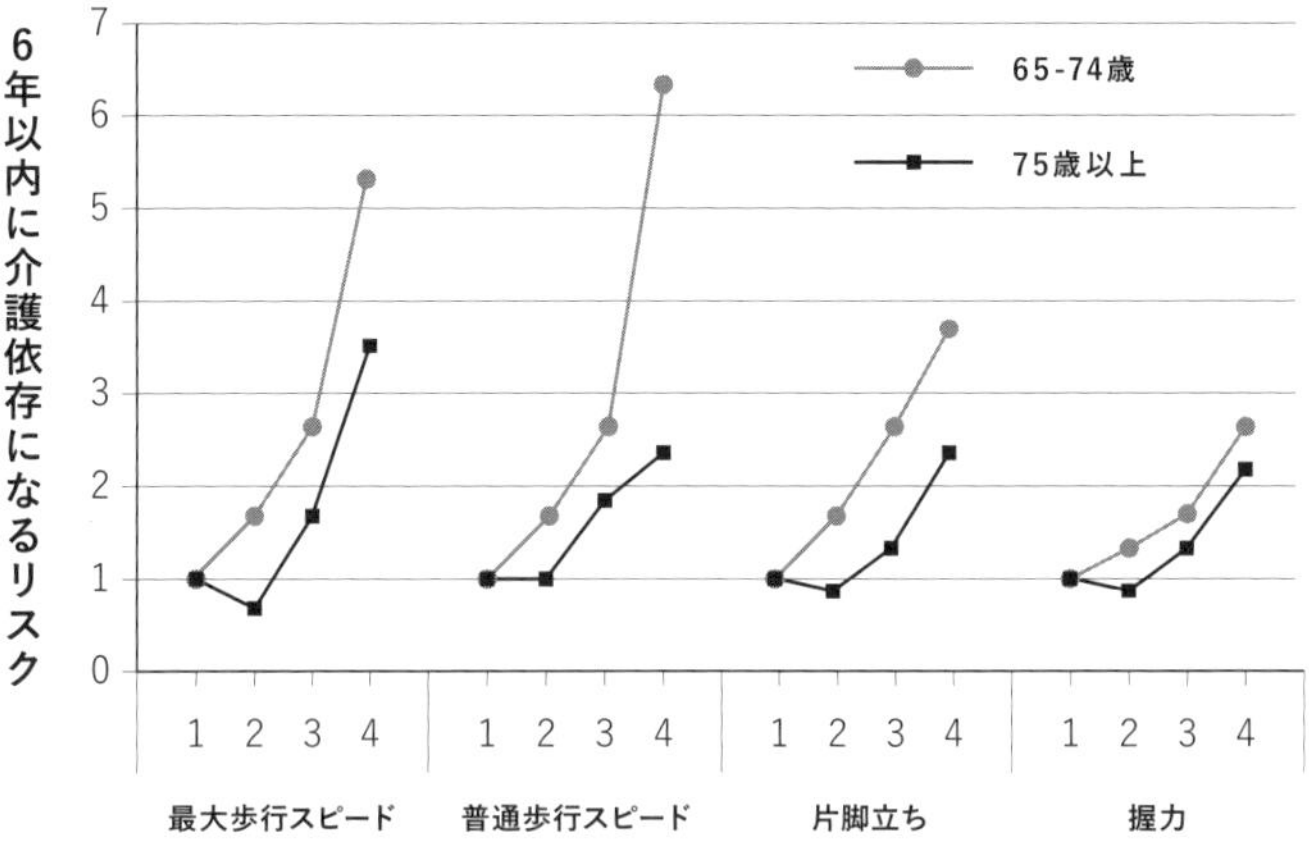

65歳以上の日本人男女940人を対象にした調査結果。

筋力を要する上記4つの測定項目ごとに、
結果が良かった順に人々を1〜4の4つのグループに分け、
もっとも結果の良かったグループ1の人々が向こう6年間に
介護依存になるリスクを1としたときの
各グループの相対リスクをグラフは示している。

いずれの項目の結果も、近い将来の介護依存と
深い関係にあることがわかったが、
とくに歩行スピードが一番感度良く
将来の介護依存の可能性を反映していた。
(65-74歳では最大歩行スピード、75歳以上では
普通歩行スピードがもっとも感度がよかった)

Shinkai Sほか. Age and Ageing 2000年のデータをもとに作図

のスピードで歩けるなら、あと約20年は生きられる可能性が高くなります。女性の場合、同様の条件では約27・5年も長生きできる可能性があることが示唆されています。

なぜこのような予測が立つのかといえば、**歩行スピードというのは、将来の介護依存の可能性をもっとも感度よく反映する指標**だからです。介護が必要になるほど死亡リスクも高まるため、歩行スピードが寿命とも関連してくることになります。

65歳以上の日本人男女940人を対象とした調査では、最大歩行スピード、普通歩行スピード、片脚立ち、握力という、筋力を要する4つの測定項目を設け、結果が良かった順に人々を4つのグループに分けました。そして、もっとも優れていたグループ1が向こう6年間に介護依存になるリスクを基準として、他のグループのリスクを算出したところ、いずれの項目も近い将来の介護依存度と関連を示しましたが、とくに歩行スピードの結果の精度が高くなりました。

ちなみに、調査項目の「握力」に関しては、**握力が強い人ほど病気や外傷による死亡率が低い**という研究があります。世界17カ国の成人約14万人を対象に、平均4年間の追跡調査を行ったところ、握力が強いほど、心筋梗塞や脳卒中、がん、転倒、骨折などによる死亡率が下がることがわかっています。

こういったいくつかの研究を総合的に判断すると、筋力のある中高年ほど長生きできる可能性が高まるといえます。実際に、アメリカで行われた3659人の男女（男性55歳以上、女性65歳以上）を対象とした調査において、**もっとも筋肉量の多いグループはもっとも少ないグループに比べ死亡リスクが約20%低くなっています。**また、欧米の研究では、20〜80歳の男性では筋力があるほど明らかに死亡率が低く、女性では筋トレが骨密度を増やしたり、認知症の予防に効果があったりすることもわかってきています。

では、どうやって筋力をつけ、維持していくべきか。

健康維持のための運動としてよく挙げられるのが、ウォーキングや軽めのジョギングですが、実はそれらの有酸素運動では、筋肉を維持するほどの刺激にはならず、筋肉の萎縮を止めることは難しいものです。やはり習慣的に筋トレを行う必要があります。

筋肉というのは、速筋と遅筋という2種類の繊維から構成されています。速筋は、力のいる動作や瞬発性を要する機敏な動きなどに優れ、遅筋は何時間も少しずつ力を出し続けるような持久力を持っています。

筋肉のうち、遅筋は生涯にわたりそれほど変化しないのですが、速筋は加齢とともに減少してきます。年をとっても1時間くらい歩き続けることはできても、機敏な動きやパワーがなくなってしまうのは、速筋が衰えてしまうせいです。歩き方や動作などもそのせいでぎくしゃくし、いわゆる「年寄りじみた」ものになってしまいます。

速筋を維持するには、最大レベルの40％以上の力を出す必要があり、それが行われないほど萎縮していきます。したがって、筋トレで常に刺激を与えていかなければなりません。

速筋のうち、**加齢とともにもっとも減る筋肉の部位は、腹筋と、大腿の前側の筋肉**です。すなわち、これらを鍛えておくことで筋力を効果的に保つことができるといえます。その他の全身の筋力まで鍛えていけば、さらに長生きできる可能性が高まるはずです。

誰もがいずれ高齢者となり、体は衰えていきます。そのときにすぐ寝たきりにならないためにも、今のうちから**筋トレを習慣化しておくこと**をおすすめします。

まとめ

筋力があるほど長生きできる。
筋トレは、将来寝たきりにならないための投資！

第4章

メンタル編

Part.4 About mental

自分が健康だと思っている人とそうでない人。どっちが長生き？

―独立行政法人東京都健康長寿医療センター研究所（旧東京都老人総合研究所）―

Q

独立行政法人東京都健康長寿医療センター研究所（旧東京都老人総合研究所）が、数千人の高齢者を20年近くにわたって追跡調査して作成した「健康長寿の秘訣」によると、死亡リスクの低い人の考え方は以下のうちどれ？

Ⓐ 自分はとても健康だと思っている

Ⓑ 自分はまあまあ健康だと思っている

Ⓒ 自分はあまり健康ではないと思っている

答え：Ⓐ 自分は健康だと思っている人は、そうでない人よりも、死亡リスクが低い

あなたは、健康でしょうか。そして健康であることに、自信があるでしょうか。

もし、自分が健康であるとはっきり言えるようであれば、それだけで長生きできる可能性が高くなります。

「健康かどうかなど主観でしかなく、そう思い込んでいるだけかもしれない」という反論もあるでしょう。健康の度合いというのは確かに自らの感覚次第なのですが、**実際に自らを健康であると信じている人ほど、死亡率が低い**という研究結果があるのです。


東京都健康長寿医療センター研究所（旧東京都老人総合研究所）では、長年にわたって数千人規模の高齢者の追跡調査を行い、その結果をもとに健康長寿の秘訣を「長生きの10カ条」としてまとめています。10カ条として掲げられているのは、たとえばコレステロール値などの血液中の値や、禁煙やほどほどのお酒といった生活習慣

主観的な健康度が高いほど、そう簡単には死なない

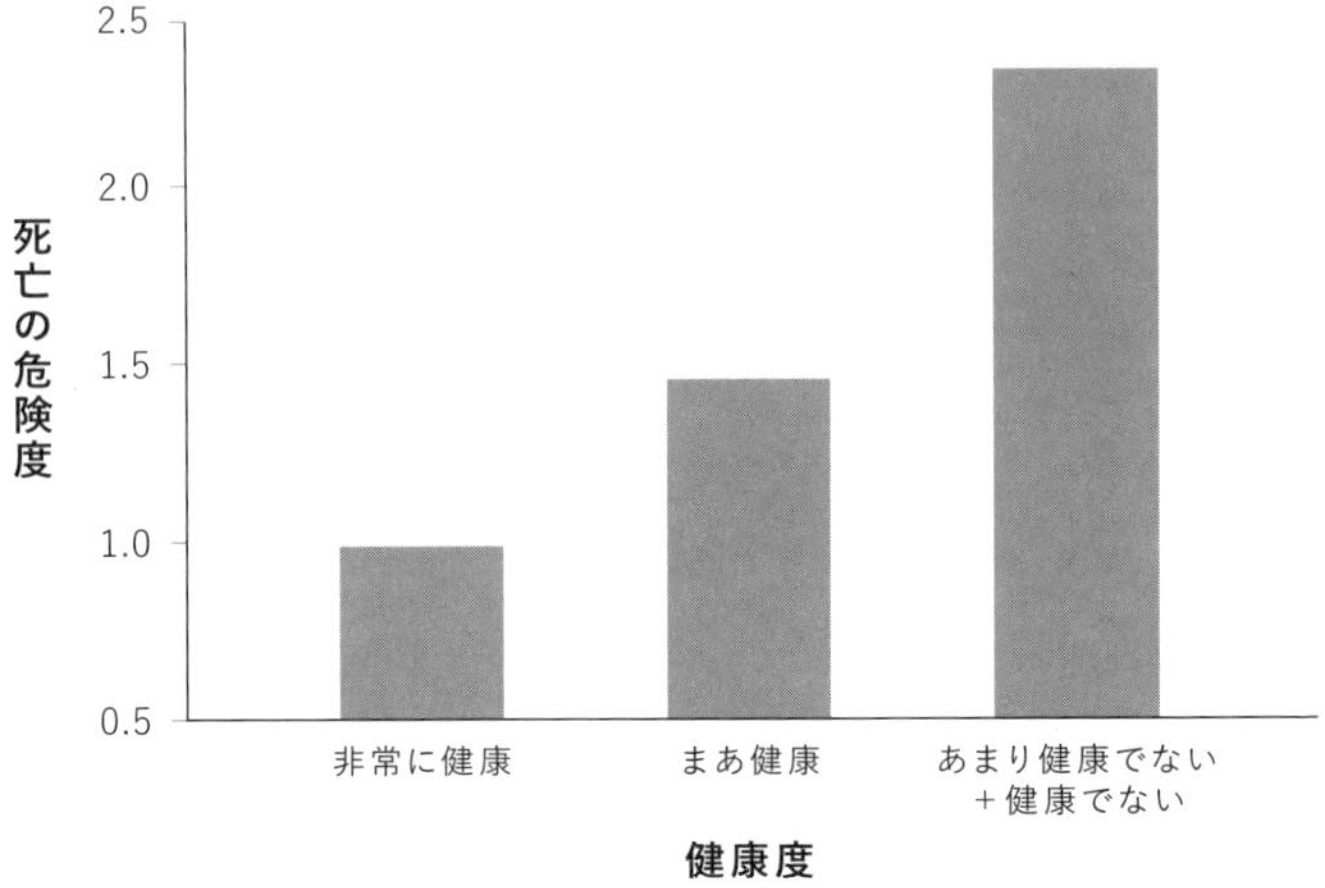

東京都老人総合研究所：「サクセスフルエイジングをめざして」（2000年）より一部改変

などの項目ですが、そのなかに「自分は健康であると思っていること」という項目が挙げられています。

これは、自分の健康度を「非常に健康」「まあ健康」「あまり健康でない」「健康でない」の４つのうち、どう感じているかという「主観的健康度」です。４つの選択肢から選んでもらい、回答ごとの死亡リスクを調べたところ、「非常に健康」と答えた人に比べ、「あまり健康でない」「健康でない」という**ネガティブな回答をした人は、死亡リスクが2倍以上高**

くなっていることがわかりました。

その理由として考えられるのは、**健康の不安を抱えていること自体が、自らの体に悪影響を与える**のではないか、ということです。

「病は気から」ということわざの通り、心の持ちようで体の健康も左右されます。例えばアメリカでは近年、「テロリズムへの不安」により、心臓病が増えているといいます。不安が心臓病の原因となり得るという科学的データも存在しています。

健康に対する不安を抱え続けた結果、健康を損なってしまうというのでは本末転倒です。

日本人というのはよくも悪くも真面目なせいか、健康に関してもあまり楽観的にはとらえていません。厚生労働省による健康度の調査では、自らの健康に対し「よい」と思っている人の割合は全体の約25%に過ぎず、「まあよい」を入れても約40%といったところ。各年代別で見ても、ビジネス世代では男女ともに50%を下回っており、半数以上の人は健康度にいまひとつ自信がないことがわかります。

また、朝日新聞の調査では、**日本人の66%が健康に不安を抱えている**といいます。「普段健康に良い食生活を送っているほう」という意識がある人ですら、健康不安を抱えているケースが半数以上あり、「本当に今の食生活でいいのか」「食事だけ気を付けていても足りないのではないか」など心配の種が尽きないと想像できます。

普段の生活である程度健康に留意し、定期的に検診を受けて異常がないのであれば、それは健康な状態です。あまり神経質になる必要はありません。

そもそもなぜ健康である必要があるのかといえば、楽しい時間、幸福な時間をできるだけ多く過ごすためではないでしょうか。健康というのはそれ自体が目的ではなく、あくまで人生を楽しむための要素のひとつなのです。

まとめ

「病は気から」。検診で異常がなければ、健康に不安を抱かず暮らしたほうが長生きする

健康寿命が長い人の特徴は？

－ＪＰＨＣスタディ／国立がん研究センター－

Q

アメリカ心臓協会の学会誌「サーキュレイション」に２００９年発表された、日本の疫学調査チームによる研究によると、健康寿命が長い人の特徴は？

Ⓐ 何事にも楽しみを見つける

Ⓑ 何事も、試練として耐え忍ぶ

Ⓒ 「人生こんなもの」とドライに割り切る

答え：Ⓐ 大変なことにも楽しみを見つける

「病は気から」といいますが、実際、精神と身体には分かちがたい結びつきがあります。心の持ちようは寿命にも大きく影響し、物事を前向きにとらえて人生を楽しんで生きている人の方が、そうでない人よりも病気になりにくいものです。これは何も、抽象論ではありません。科学的にも示されている事実です。

2009年アメリカ心臓協会の学会誌「サーキュレイション」に発表された日本の疫学調査チーム（JPHCスタディ）の調査を基にした研究で、「人生を楽しんでいる意識」と脳卒中や狭心症、心筋梗塞といった心臓病との関連性について調べたものがあります。

40歳から69歳までの男女に「人生を楽しんでいる意識」のレベルを、低、中、高から選んでもらい、それぞれの人の病気の発生率や死亡率の追跡調査を行いました。

そして明らかになったのは、**「人生を楽しんでいる意識」の高い男性は、そうでない男性に比べると、脳卒中や心臓病による死亡リスクがおよそ半分**だという事実でし

人生楽しみ度が高い人ほど死亡リスクは下がる

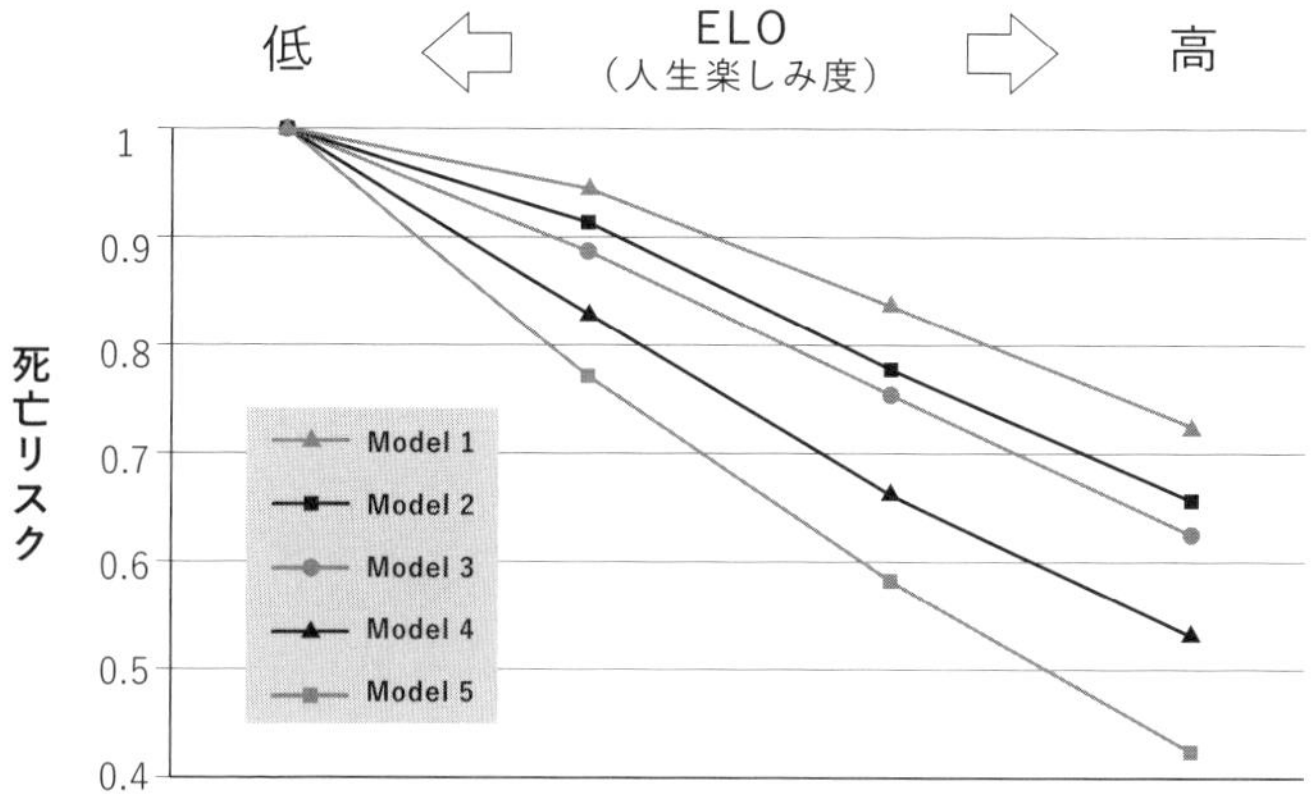

グラフはEOLが最も低いときの死亡リスクを1としたとき、
EOLが上がるにつれて死亡リスクが低くなっていくことを表している。
（注：この研究ではEOLは4段階に分けられている）

Model 1
年齢や性別の違いによる影響を取り除いて解析した場合

Model 2
さらに、経済状況、教育レベル、人種、結婚
就業などの違いの影響も取り除いて解析した場合

Model 3
さらに、身体の健康状態の違いの影響も取り除いて解析した場合

Model 4
さらに、抑うつの有無による影響も取り除いて解析した場合

Model 5
さらに、運動習慣や飲酒・喫煙習慣などの違いの影響も
取り除いて解析した場合

Steptoe A. ほか. Archives of Internal Medicine. 2012年のデータをもとに作図

た。

報告のなかでこの研究チームは、**人生を前向きに生きている人は、ストレスに強かったり、上手にストレス解消ができているため**ではないかと結論づけています。また、「人生を楽しんでいる」男性は、他のグループに比べると日ごろから運動を習慣的に行っているということもわかりました。本書でも前章で指摘したように、適度な運動が健康に役立っているともいえるでしょう。

ちなみに女性の場合は「人生を楽しんでいる」人とそうでない人との間に有意な差は認められなかったそうです。理由はわかりませんが、男性と女性とでは、ストレスの感じ方が異なっていることが一因ではないかとみられています。

またイギリスのロンドン大学の研究グループは、60歳以上の男女を対象に、生活や人生を楽しんでいる意識と将来の身体機能との関連性を検討しました。

まず被験者には、

○自分がすることを楽しんで行っている
○他人といることが楽しい
○振り返ってみると自分の人生は幸福だ
○最近エネルギーに満ちているように感じる

という4つの質問を用意しました。そしてそれに対し、「まったく当てはまらない」という最小値を0、「ほぼ当てはまる」という最大値を3として、質問ごとに0から3のどのレベルに自分が当てはまるかを選んでもらいました。

その結果、点数がもっとも高かった上位21％の被験者（すべての質問に3を選んだ人たち）は、点数がもっとも低かった下位23％の人たち（合計点が9点以下の人たち）に比べると、将来健康に支障をきたす割合が明らかに少ないということがわかりました。

これら2つの研究からわかることは、**人生を肯定的にとらえて、「楽しい」「幸福**

だ」と感じている人のほうが、将来も健康を維持する傾向にあるということです。

人生を歩んでいくうえでまったくストレスを感じないでいることは不可能ですから、同じストレスでも上手に解消したり、前向きに受け止めることによって健康寿命が延びるとすれば、まさにそれこそが長寿の秘訣といえるかもしれません。

とはいえ、自分はもともと後ろ向きな人間だし……と、初めからポジティブになることを諦めている方もいることでしょう。そんな方には、アメリカの心理学者ケニー・マクゴニガルの研究が励みになるかもしれません。

彼女の研究によれば、人は「思い込み」によって自分をいくらでも変えることができるのだそうです。たとえば同じことをどうとらえるかで人は健康にも不健康にもなり、短命にも長寿にもなりえるのだといいます。

一般にストレスは悪者と言うイメージがありますが、「自分はストレスを受けている」とネガティブに考える人は、「ストレスがあるとかえってやる気や緊張感が出ていいパフォーマンスができる」などとポジティブに考える人よりも、死亡リスクが

43％も高くなるそうです。

また「年を取ること」について「知識や経験が豊富になる」とポジティブにとらえている人は、「自分は役立たずになる」とネガティブにとらえている人よりも8年間長生きするのだといいます。

いずれも、ただ**自分の「思い込み」を変えただけで健康になり、寿命が延びるという不思議なことが起きる**のです。

フランスの哲学者アランの有名な言葉に「人は幸福だから笑うのではない。笑うから幸福なのだ」というものがありますが、どんなときでも物事を前向きにとらえてポジティブに生きようとすると、それだけで気分もよくなって脳も活発に動くようになり、困難を乗り越えることができ、やがて人生の歯車もいい方に回転するようになるのでしょう。

加えて言えば、たとえ作り笑いであっても、笑顔を作るだけで人の脳は「自分は今楽しいのだ」と、感じるのだといいます。すると、楽しいと感じたときに活性化する免疫細胞が活性化したり、リラックスする効果もあるといいます。もちろん笑顔で人と接することは、場の雰囲気を和ませたり対人関係を良好にする効果もありますから、幸せのネットワークを生み出すことにもつながるはずです。

誰でも、自分の思い込みや心の持ち方だけで健康や幸せが手に入るのですから、だまされたと思って試してみるといいのではないでしょうか。

まとめ

人生を前向きに楽しむほど、
健康で長生きできる

強みを生かす人と弱点を改善する人。どっちが幸せ？

―ペンシルベニア大学マーティン・セリグマン教授―

Q

全米心理学会会長も務めたペンシルベニア大学教授マーティン・セリグマン氏によると、仕事で成果をより上げることができるのはどちら？

Ⓐ 自らの弱点を発見し直すよう努力する

Ⓑ 自らの強みを仕事に活かす

答え：Ⓑ 自らの強みを仕事に活かす

「弱点を克服するべきか、強みを伸ばすべきか」

仕事、スポーツ、試験など、さまざまな場面で問われることのある選択だと思います。

どちらを選ぶかは状況や自らの性格次第ではありますが、一般的には「自分の弱点を知り、それを克服していくことで成長する」というような発想を持っている人が多いのではないでしょうか。

しかし、人生を幸福に生きていくということにスポットを当てるなら、**弱点克服よりも強みを生かすほうが、幸福度が上がります。**

アメリカのペンシルベニア大学の心理学教授でポジティブ心理学の提唱者とされるマーティン・セリグマン博士は、仕事や生活の中にプラスに生かすことのできる性格上の強みを、24に分類しました。

セリグマン博士による「24の性格上の強み」

カテゴリー1　知恵と知識

① 好奇心
② 学習意欲
③ 判断力
④ 独創力・創意工夫
⑤ 社会的知性（状況への適応）
⑥ 将来の見通し

カテゴリー2　勇気

⑦ 勇敢さ
⑧ 勤勉
⑨ 誠実

カテゴリー3　人間性と愛情

⑩ 思いやり
⑪ 愛情

カテゴリー4　正義

⑫ 協調性
⑬ 公平さ
⑭ リーダーシップ

カテゴリー5　節度

⑮ 自制心
⑯ 慎重さ
⑰ 謙虚さ

カテゴリー6　精神性と超越性

⑱ 審美眼（素晴らしいものを見抜く力）
⑲ 感謝の念
⑳ 希望
㉑ 精神性（人生に目標を持って歩む力）
㉒ 寛容さ
㉓ ユーモア
㉔ 熱意

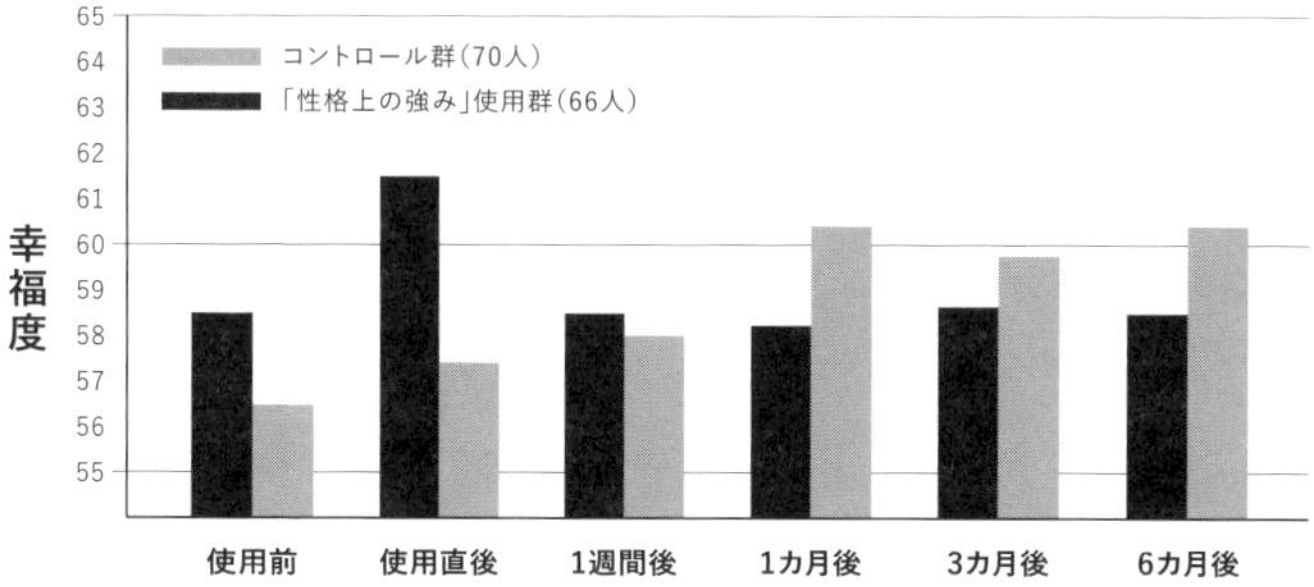

被験者に上の「性格上の強み」から自分が当てはまるものを5つ選び出してもらい、
そのうち一つを毎日違う方法で1週間使ってもらったのち、
幸福度の変化を追跡調査したところ、グラフに示したように、
1カ月後から長期にわたってコントロール群にくらべて
明らかに幸福度が上昇することがわかった。

マーティン・セリグマン 2004年，Seligman MEPほか. American Psychologist 2005年をもとに作図

そして、これらから**自分にもっともよくあてはまる性格上の強みをいくつか選び出し、日常や仕事の中で意識的に行ってみることで、抑うつ気分が減り、幸福度が上がる**ことを明らかにしました。

その後に報告されている、「自分の強みを使うこと」について観察した9つの実験を分析した結果においても、まったく同様の効果が確認されています。

こうして自分の強みを積極的に使っていくというのは、自らの得意なことや自信のあることを行う機会を増やすことにほかなりません。

強みを生かす際には、苦手なことに取り組む場合と比べ、うまくいく可能性が必然的に高まります。そして成功体験が得られるほど、自らの存在を肯定的に考えられるようになっていくため、沈んだ気分になることが減り、最終的には幸福度が上がるようです。

自分の強みを使っていくためには、まずそれが何かを知る必要があります。先ほど紹介した実験と同じように、「性格上の強みリスト」の中から自分で当てはまるものを選んでみてほしいと思います。

まとめ

自分の強みを生かすことを
意識して生活すると、幸福度が上がる

死亡リスクが低い人はどんな性格か？

－ヘルシンキ大学－

Q

米国の国際的な疫学専門誌「アメリカン・ジャーナル・オブ・エピデミオロジー」に2013年発表されたフィンランドのヘルシンキ大学などの研究者による調査。○○な人ほど死亡リスクが低い。さて、○○に当てはまるものは？

Ⓐ 誠実

Ⓑ いいかげん

Ⓒ 神経質

答え：Ⓐ　誠実で実直な人は、死亡リスクが低い

「正直者が馬鹿を見る」「憎まれっ子世に憚る」など、誠実な人ほど損をして、生きづらいようなたとえの言葉がいくつかあります。確かに実社会において、ずるがしこく立ち回れる人のほうが得をするようなことは、残念ながらよく起きます。

しかし、こと「寿命」に関して語る際には、**「正直者が長生きする」「憎まれっ子はあの世に近い」などと、言葉を変える必要があるよう**です。

人生の過ごし方と寿命の関係について、近年明らかになったことがあります。

世界各国の人々の人格と死亡リスクとの関連について調査された7つの論文を、フィンランドのヘルシンキ大学の研究者らが統合し、その解析結果が発表されました。研究者らは、調査対象者（合計約7万6000人）の質問票に対する答えをもとに、その人格的傾向を①外向性、②神経質、③同調性、④寛容性、⑤実直性・誠実性のカテゴリーに分け、それぞれ5段階で評価したうえで、それらの人格的傾向が死亡リス

実直で誠実に生きている人ほど死亡リスクが低い

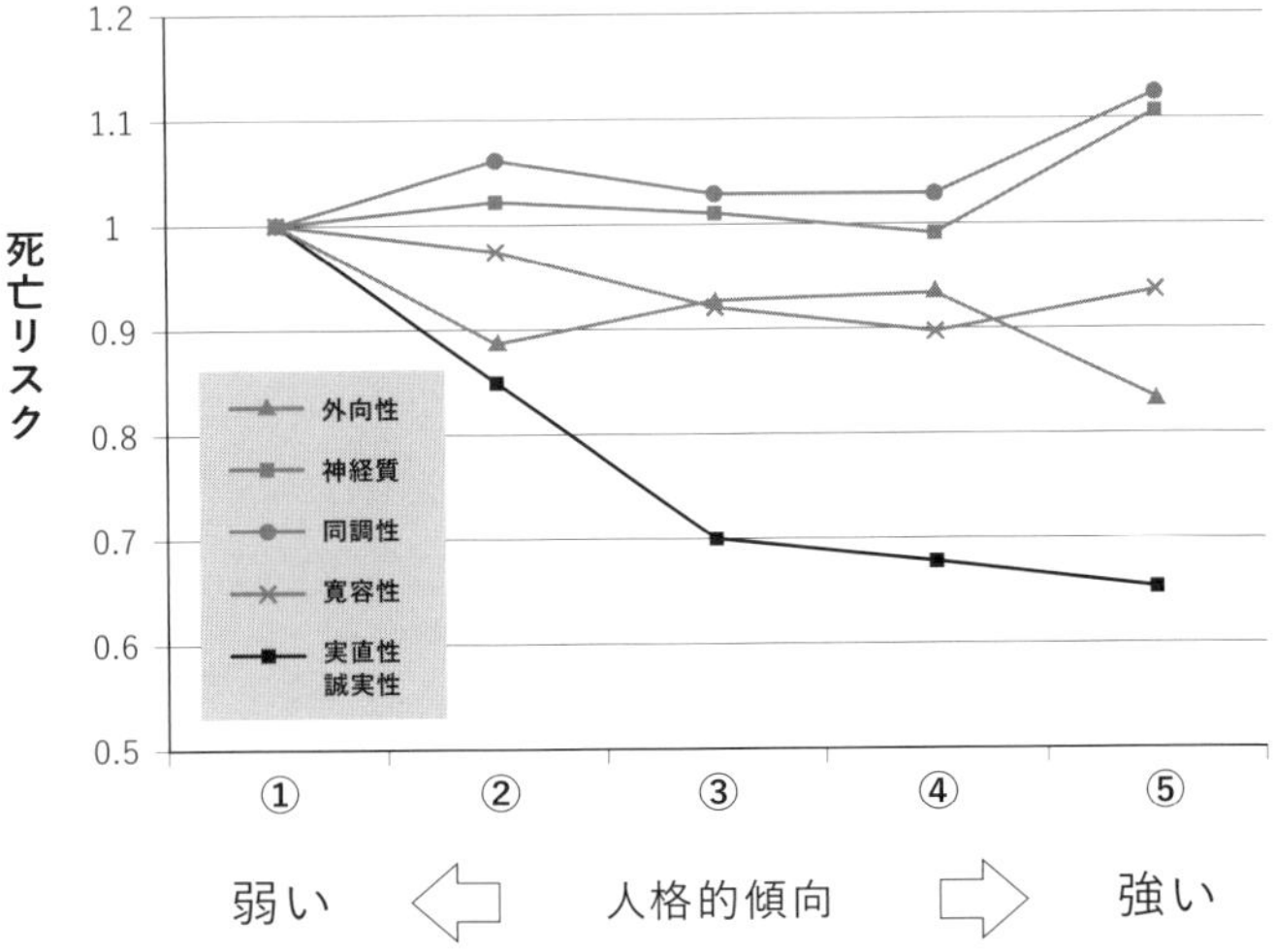

グラフは約76,000人について、5つの人格的傾向を、それぞれ5段階で評価し、
各人格的傾向のもっとも弱い人々(①)の死亡リスクを1としたときの
各段階の相対的な死亡リスクを示している。

実直性／誠実性のみが死亡リスクと有意な関連性が認められ、
実直で誠実な人格的傾向が比較的強いと判定された人々(④と⑤)は、
もっとも実直で誠実な人格的傾向が低いと判定された人々(①)にくらべて
死亡リスクが37%低くなる(逆に見ると、①の人々は、
④と⑤の人々よりも死亡リスクが約1.4倍も高い)ことがわかった.

Steptoe A. ほか. Archives of Internal Medicine. 2012年のデータをもとに作図

クと関連性があるかどうかについて調べました。

そして明らかになったのは、⑤の実直性・誠実性（conscientiousness）のみが、死亡リスクと有意に関連性が認められるということです。

より具体的に言えば、セルフコントロール力があって、計画的に物事を進め、何事にも手を抜かずまじめに取り組むなど、**人格的に実直性・誠実性が強いと判定された人々は、それが希薄と判定された人々よりも、死亡リスクが30%以上も低く**なりました。

つまり、個人の人格的傾向の中でも「実直性・誠実性」が、とくに生活習慣によく反映され、ひいては寿命にも影響を与えるということがいえるのです。

目先の楽しみばかりを追って快楽的に時を過ごすよりも、人生に目標を持ち、実直に健康管理を続けていくほうが、より長く人生を楽しむことができるようです。

人をだましたり、貶めたりして高笑いしていられるのは、きっと人生のほんの一瞬にすぎません。最後には、実直で誠実な人生を歩んできた人が残るというのは、極めて納得のいく人生の在り方であるという気がします。

まとめ

実直に、誠実に人生を生きることで、寿命を延ばすことができる

おわりに

食事や生活習慣、運動、メンタルという4分野について、科学的エビデンスのある健康法を紹介してきました。各分野どれか一つではなく、バランスよく生活の中に取り入れることが大切ですが、なかでも意外と難しいのがメンタルの管理です。

自分では「なるべくストレスをため込まないように」と思っていても、ビジネスパーソンの多くは仕事も忙しく、人との関わりのなかで、どうしてもストレスが生まれてしまうものです。こうしたストレスは体内の臓器や組織に炎症を引き起こし、がんや動脈硬化の原因にもなることがわかっています。

しかし、「ストレス解消に」と、甘いものをたくさん食べたり、お酒をたくさん飲んだり、あるいは大量の買い物に走ったりすることで「幸福感」を得る人もいますが、これは逆効果であることが最近の調査でわかりました。

カリフォルニア大学医学部のスティーブン・コール教授らの調査によると、人が感じる「幸福」には2つの種類があり、一つは先ほどの自分が好きなことをして欲求を満たす「快楽追求型」の幸福。もう一つは、ボランティアや他人のために何かを行うことに生きがいを感じる「生きがい追求型」の幸福です。

どちらも同様に、その人にとってはストレスを解消し、幸福感を満たしてくれる行為ではありますが、体に与える影響は、まったく逆の結果となったのです。「生きがい追求型」の人は、体に炎症を発生させるCTRA遺伝子の活動が抑えられ、「快楽追求型」は逆にCTRA遺伝子が活発に働いてしまうことが分かりました。つまり、甘いものをたくさん食べてストレスを解消しても、体にはストレスを受けているのと同じく慢性的炎症を引き起こしているわけです。

さて、ここまで統計データや論文に準じた健康法についてお話ししてきましたが、最後に、私の話をさせてください。

以前、血液のがんを患ったある女性の診療をしたことがありました。ふつう、がんを告知されると、それだけで気持ちが落ち込んでしまうものですが、その女性は、とても前向きで未来への希望を捨てずに持っていました。

走ることが好きで、「先生、私、病気が治ったら市民マラソンに出るのが夢なんです」とおっしゃっていました。そして治療成績もよく、市民マラソンに出場できるまで回復したのです。

「すごいですね！」というと、「次は海外のマラソン大会に出場するのが目標です」と笑っていらっしゃいました。本当に前向きな方で、逆に私のほうが励まされてしまったくらいです。

やはり、どんなときでもポジティブな人は健康に愛されるのだと実感したのです。

皆さんも、ぜひともこの研究結果を心に受け止めつつも、どんなときもポジティブに生きて、健康な人生を送っていただくことを心より願っています。

２０１７年3月吉日　川田浩志

参考文献一覧

・厚生労働省「平成25年簡易生命表」、厚生労働科学研究費補助金「健康寿命における将来予測と生活習慣病対策の費用対効果に関する研究」、厚生労働統計協会「図説国民衛生の動向 2014/2015」

・『図説 国民衛生の動向 2014 2015』労働統計協会

・特集 沖縄の食文化と健康 ～「長寿県沖縄」の復活に向けて～

・都道府県別死亡順位 2013年公表「都道府県別生命表」より

・Odegaard AO et al. Western-style fast food intake and cardiometabolic risk in an Eastern country. Circulation. 2012年 126巻 182-188頁

・第2章 都道府県別の肥満及び主な生活習慣の状況（平成18～22年の国民健康・栄養調査データを用いたもの）

・Bao Y ほか. Association of nut consumption with total and cause-specific mortality. New England Journal of Medicine 2013年 369巻 2001-2011頁

・Mozaffarian Dほか. Changes in diet and lifestyle and long-term weight gain in women and men. New England Journal of Medicine 2011年 364巻 2392-2404頁

・Sabaté Jほか. Nut consumption and blood lipid levels: a pooled analysis of 25 intervention trials. Archives of Internal Medicine 2010年 170巻 821-827頁

・D'Alessandro Aほか. Mediterranean diet pyramid: a proposal for Italian people. Nutrients 2014年 6巻 4302-4316頁

・Sofi Fほか. Adherence to Mediterranean diet and health status: meta-analysis. BMJ 2008年 337巻 a1344

・Sofi Fほか. Mediterranean diet and health status: an updated meta-analysis and a proposal for a literature-based adherence score. Public Health Nutrition 2014年 17巻 2769-2782頁

・Shai Iほか. Weight loss with a low-carbohydrate, Mediterranean, or low-fat diet. New England Journal of Medicine 2008年 359(3): 229-241頁

・Sofi Fほか. Adherence to Mediterranean diet and health status: meta-analysis. BMJ 2008年 337巻 a1344

・Trichopoulou A ほか. Mediterranean diet and cognitive decline over time in an elderly Mediterranean population. European Journal of Nutrition 2014年 12月

・Crous-Bou Mほか. Mediterranean diet and telomere length in Nurses' Health Study: population based cohort study. BMJ 2014年 349巻 g6674

・Shai Iほか. Weight loss with a low-carbohydrate, Mediterranean, or low-fat diet. N Engl J Med 2008; 359: 229-241

・Wang X ほか. Fruit and vegetable consumption and mortality from all causes, cardiovascular disease, and cancer: systematic review and dose-response meta-analysis of prospective cohort studies. BMJ. 2014年 349巻 g4490

・Rautiainen S ほか. Total antioxidant capacity from diet and risk of myocardial infarction: a prospective cohort of women. American Journal of Medicine 2012年 125巻 974-980頁

・Davis MA et al. Association between apple consumption and physician visits: appealing the conventional wisdom that an apple a day keeps the doctor away. JAMA Internal Medicine 175巻 777-783頁. 2015年

・キノコががんによいと言われるワケ All About

・必見！ キノコに秘められた大きな健康効果のまとめ 2015.02.25/農畜産物/長野県のおいしい食べ方/JA長野県

・長野県の低がん死亡率と農作物との関連についての疫学研究 国立がん研究センター 社会と健康研究センター Epidemiology and Prevention Division ©2010年

・農産物の紹介「きのこ」長野県中野市 売れる農業推進室 推進係 公開日 2014.1.31

・粗食をやめなさい 2章いつまでも元気な人ほど食い意地がはっている

・『百寿者の秘密 不老長寿の夢に向けて』田内久著 裳華房

・Jun Lvほか. Consumption of spicy foods and total and cause specific mortality: population based cohort study. BMJ 2015年 351巻 h3942

・Bruner AB et al. Randomised study of cognitive effects of iron supplementation in non-anaemic iron-deficient adolescent girls. Lancet 1996年 348巻 992-996頁

・Zacharski LR et al. Decreased cancer risk after iron reduction in patients with peripheral arterial disease: results from a randomized trial. Journal of the National Cancer Institute 2008年 100巻 996-1002頁

・Stadtman ER Am J Clin Nutr 1991

・厚生労働省「日本人の食事摂取基準2015」より抜粋

・Di Castelnuovo Aほか. Alcohol dosing and total mortality in men and women: an updated meta-analysis of 34 prospective studies. Archives of Internal Medicine 2006年 166巻 2437-2445頁

・Inoue Mほか. Impact of alcohol intake on total mortality and mortality from major causes in Japan: a pooled analysis of six large-scale cohort studies. Journal of Epidemiology & Community Health 2012年 66巻 448-456頁

・Wang Cほか. Effect of drinking on all-cause mortality in women compared with men: a meta-analysis. Journal of Women's Health 2014年 23巻 373-381頁

・Freedman NDほか. Association of coffee drinking with total and cause-specific mortality. New England Journal of Medicine 2012年 366巻 1891-1904頁

・Christensen Kほか. Perceived age as clinically useful biomarker of ageing: cohort study. BMJ 2009; 339: b5262

・Kahneman Dほか. Would you be happier if you were richer? A focusing illusion. Science 2006年 312巻 1908-1910頁

・健康情報を読み解く「長寿と仕事の関係は」東北大学公共政策大学院教授 坪野吉孝

・Bamia C et al. Age at Retirement and Mortality in a General Population Sample: the Greek EPIC Study. American Journal of Epidemiology 167巻 561-569頁 2008年

・van der Ploeg HP et al. Sitting time and all-cause mortality risk in 222 497 Australian adults. Archives of Internal Medicine 2012年 172巻 494-500頁

・Biswas A et al. Sedentary time and its association with risk for disease incidence, mortality, and hospitalization in adults: a systematic review and meta-analysis.Annals of Internal Medicine ・2015年 162巻 123-132頁

・Beddhu S et al. Light-intensity physical activities and mortality in the United States general population and CKD subpopulation. Clinical Journal of the American Society of Nephrology 2015年 10巻 1145-1153頁

- Nedeltcheva AVe et al. Insufficient sleep undermines dietary efforts to reduce adiposity. Annals of Internal Medicine 2010年 153巻 435-441頁
- アンチ・エイジング医学 日本抗加齢医学会雑誌 2010 Vol.6 No.2［特集］睡眠を科学する
- Reddy AB et al.Healthy clocks, healthy body, healthy mind. Trends in Cell Biology 2010年 20巻 36-44頁
- 『きちんとわかる時計遺伝子』産業技術総合研究所 白日社
- Ikehara Sほか. Association of sleep duration with mortality from cardiovascular disease and other causes for Japanese men and women: the JACC study. Sleep 2009年 32巻 295-301頁
- Kripke DFほか. Mortality associated with sleep duration and insomnia. Archives of General Psychiatry 2002年 59巻 131-136頁
- 「いい睡眠」には人生を変える力がある お金持ちほどよく眠る 26-27頁
- Prospective Studies Collaboration. Body-mass index and cause-specific mortality in 900,000 adults: collaborative analyses of 57 prospective studies. Lancet 2009; 373: 1083-1096
- Tsugane S et al. Under- and overweight impact on mortality among middle-aged Japanese men and women: a 10-y follow-up of JPHC study cohort I. International journal of obesity and related metabolic disorders 2002年 26巻 529-537頁
- Sakata R et al. Impact of smoking on mortality and life expectancy in Japanese smokers: a prospective cohort study. BMJ. 2012年 345巻 e7093
- Hang B et al. Thirdhand smoke causes DNA damage in human cells. Mutagenesis. 2013年 28巻 381-391頁
- Amanda L. Chan (English) 日本語版：佐藤卓/ガリレオ
- Martins-Green M et al. Cigarette smoke toxins deposited on surfaces: implications for human health. PLoS One 2014年 9巻 e86391
- Formation of carcinogens indoors by surface-mediated reactions of nicotine with nitrous acid, leading to potential thirdhand smoke hazards（PNAS, 2010年）
- Thirdhand Smoke: Heterogeneous Oxidation of Nicotine and Secondary Aerosol Formation in the Indoor Environment（Environmental Science and Technology, 2011年）
- Thirdhand smoke causes DNA damage in human cells（mutagenesis, 2013年）
- Wang Fほか. Long-term association between leisure-time physical activity and changes in happiness: analysis of the Prospective National Population Health Survey. American Journal of Epidemiology. 2012年 176巻 1095-1100頁
- Yano Kほか. Sensing happiness: wearable sensors can help lift workers' spirits and create more-effective teams. IEEE Spectrum. 2012年 12月号 26-31頁
- Frank MRほか. Happiness and the patterns of life: a study of geolocated tweets. Scientific Reports. 2012年 3巻 Article number 2625
- Luck GWほか. Relations between urban bird and plant communities and human well-being and connection to nature. Conservation Biology 2011年 25巻 816-826頁
- Cervinka Rほか. Are nature lovers happy? On various indicators of well-being and connectedness with nature. Journal of Health Psychology 2012年 17巻 379-388頁

- Pryor Aほか. Health and well-being naturally: 'contact with nature' in health promotion for targeted individuals, communities and populations. Health Promotion Journal of Australia 2006年 17巻 114-123頁
- Capaldi CAほか. The relationship between nature connectedness and happiness: a meta-analysis. Frontiers in Psychology 2014年 5巻 Article 976
- Grinde Bほか. Biophilia: does visual contact with nature impact on health and well-being? International Journal of Environmental Research and Public Health 2009年 6巻 2332-2343頁
- Howell AJほか. Meaning in nature: meaning in life as a mediator of the relationship between nature connectedness and well-being. Journal of Happiness Studies 2013年 1a4巻 1681-1696頁
- Duvall Jほか. Enhancing the well-being of veterans using extended group-based nature recreation experiences. Journal of Rehabilitation Research and Development 2014年 51巻 685-696頁
- Fowler JHほか. Dynamic spread of happiness in a large social network: longitudinal analysis over 20 years in the Framingham Heart Study. BMJ 2008年 337巻 a2338
- Rosenquist JN et al. The spread of alcohol consumption behavior in a large social network. Annals of Internal Medicine 2010年 152巻 426-433頁
- Christakis NA et al. The collective dynamics of smoking in a large social network. New England Journal of Medicine 2008年 358巻 2249-2258頁
- Christakis NA et al. The spread of obesity in a large social network over 32 years. New England Journal of Medicine 2007年 357巻 370-379頁
- Wannamethee SGほか. Changes in physical activity, mortality, and incidence of coronary heart disease in older men. Lancet 1998年 351巻 1603-1608頁
- Schnohr Pほか. Longevity in male and female joggers: the Copenhagen City Heart Study. American Journal of Epidemiology 2013年 177巻 683-689頁
- Arem H et al. Leisure time physical activity and mortality: a detailed pooled analysis of the dose-response relationship. JAMA Intern Medicine 2015年 175巻 959-967頁
- 厚生労働省 2012年「国民健康・栄養調査」、厚生労働統計協会「図説 国民衛生の動向2014/2015」をもとに作図
- Wolin KY et al. Physical activity and colon cancer prevention: a meta-analysis.British Journal of Cancer 2009年 100巻 611-616頁
- Boyle T et al. Physical activity and risks of proximal and distal colon cancers: a systematic review and meta-analysis. Journal of the National Cancer Institute 2012年 104巻 1548-1561頁
- Monninkhof EM et al. Physical activity and breast cancer: a systematic review. Epidemiology 2007年 18巻 137-157頁
- Friedenreich CM et al. Physical activity and breast cancer risk: impact of timing, type and dose of activity and population subgroup effects. British journal of sports medicine 2008年 42巻 636-647頁
- Houmard JA et al. Fiber type and citrate synthase activity in the human gastrocnemius and vastus lateralis with aging. Journal of Applied Physiology 1998年 85巻 1337-1341頁
- Etgen T et al. Physical activity and incident cognitive impairment in elderly persons: the INVADE study. Archives of Internal Medicine 2010年 170巻 186-193頁
- Lautenschlager NT et al. Effect of physical activity on cognitive function in older adults at risk for Alzheimer disease: a randomized trial. Journal of the American Medical Association 2008年 300巻 1027-1037頁

- Scarmeas N et al. Physical activity, diet, and risk of Alzheimer disease. Journal of the American Medical Association 2009年 302巻 627-637頁

- Colcombe SJ et al. Aerobic exercise training increases brain volume in aging humans. Journals of Gerontology. Series A: Biological Sciences and Medical Sciences 2006年 61巻 1166-1170頁

- Tapia PC. Sublethal mitochondrial stress with an attendant stoichiometric augmentation of reactive oxygen species may precipitate many of the beneficial alterations in cellular physiology produced by caloric restriction, intermittent fasting, exercise and dietary phytonutrients: "Mitohormesis" for health and vitality. Medical Hypotheses 2006年 66巻 832-843頁

- Ristow M et al. Antioxidants prevent health-promoting effects of physical exercise in humans. Proceedings of the National Academy of Sciences of the United States of America 2009年 106巻 8665-8670頁

- Shinkai Sほか. Walking speed as a good predictor for the onset of functional dependence in a Japanese rural community population. Age and Ageing 2000年 29巻 441-446頁

- Studenski Sほか. Gait speed and survival in older adults. Journal of the American Medical Association 2011年 305巻 50-58頁

- 『貯筋運動 指導者マニュアル』福永哲夫著 保健同人社

- Sale DGほか. Voluntary strength and muscle characteristics in untrained men and women and male bodybuilders. Journal of Applied Physiology 1987年 62巻 1786-1793頁

- 沢井史穂ほか. 日常生活動作における身体各部位の筋活動水準の評価 －姿勢保持・姿勢変換・体重移動動作について－ 体力科学 2004年 53巻 93-106頁

- 中谷敏昭ほか. 日本人高齢者の下肢筋力を簡便に評価する30秒椅子立ち上がりテストの妥当性. 体育学研究 2002年 47巻 451-461頁

- Srikanthan P et al. Muscle mass index as a predictor of longevity in older adults. American Journal of Medicine 2014年 127巻 547-553頁

- Leong DP et al. Prognostic value of grip strength: findings from the Prospective Urban Rural Epidemiology (PURE) study. Lancet 2015年 386巻 266-273頁

- Shinkai Sほか. Walking speed as a good predictor for the onset of functional dependence in a Japanese rural community population. Age and Ageing 2000年 29巻 441-446頁

- Pedersen BK. Muscles and their myokines. Journal of Experimental Biology. 2011年 214巻 337-346頁

- Pedersen Lほか. Muscle-to-organ cross talk mediated by myokines. Adipocyte. 2012年1巻164-167頁

- Demontis F ほか. The influence of skeletal muscle on systemic aging and lifespan. Aging Cell. 2013年 12巻 943-949頁

- Iizuka Kほか. Skeletal muscle is an endocrine organ. Journal of Pharmacological Sciences. 2014年 125巻 125-131頁

- Pedersen BK ほか. Muscles, exercise and obesity: skeletal muscle as a secretory organ. Nature Reviews Endocrinology 2012年 8巻 457-465頁

- Phillips C ほか. Neuroprotective effects of physical activity on the brain: a closer look at trophic factor signaling. Frontiers in Cellular Neuroscience 2014年 8巻 Article 170

- 東京都老人総合研究所発行「サクセスフルエイジングをめざして」(2000年) 注:東京都老人総合研究所⇒2009年4月より東京都健康長寿医療センターとなった

- Shirai Kほか. Perceived level of life enjoyment and risks of cardiovascular disease incidence and mortality: the Japan public health center-based study. Circulation. 2009年 120巻 956-963頁

- Steptoe Aほか. Enjoyment of life and declining physical function at older ages: a longitudinal cohort study. Canadian Medical Association Journal. 2014年 186巻 E150-156頁

- Steptoe Aほか. Enjoyment of life and declining physical function at older ages: a longitudinal cohort study. Canadian Medical Association Journal. 2014年 186巻 E150-156頁

- Steptoe Aほか. Enjoying life and living longer. Archives of Internal Medicine. 2012年 172巻 273-275頁

- Fratiglioni Lほか. Influence of social network on occurrence of dementia: a community-based longitudinal study. Lancet. 2000年 355巻 1315-1319頁

- Rizzuto Dほか. Lifestyle, social factors, and survival after age 75: population based study. BMJ. 2012年 345巻 e5568頁

- Frey BS. Happy people live longer. Science 2011年 331巻 542-543頁

- Kubzansky LDほか. Emotional vitality and incident coronary heart disease: benefits of healthy psychological functioning. Archives of General Psychiatry. 2007年 64巻 1393-1401頁

- Blè Aほか. Emotional vitality and change in lower extremity function after acute medical illness and hospitalization. Journal of the American Geriatrics Society. 2003年 51巻 1814-1815頁

- Seligman MEPほか. Positive psychology progress. Empirical validation of interventions. American Psychologist 2005年 60巻 410-421頁

- 『データの見えざる手：ウエアラブルセンサが明かす人間・組織・社会の法則』矢野和男著 草思社

- 『世界でひとつだけの幸せ ポジティブ心理学が教えてくれる満ち足りた人生』マーティン・セリグマン著（小林裕子 訳）アスペクト

- Seligman MEPほか. Positive psychology progress. Empirical validation of interventions. American Psychologist 2005年 60巻 410-421頁

- Gander Fほか. Strength-based positive interventions: further evidence for their potential in enhancing well-being and alleviating depression. Journal of Happiness Studies 2013年 14巻 1241-1259頁

- Harzer Cほか. The Application of Signature Character Strengths and Positive Experiences at Work. Journal of Happiness Studies 2013年 14巻 965-983頁

- Haroon Eほか. Psychoneuroimmunology meets neuropsychopharmacology: translational implications of the impact of inflammation on behavior. Neuropsychopharmacology Reviews. 2012年 37巻 137-162頁

- Russ TC et al. Association between psychological distress and mortality: individual participant pooled analysis of 10 prospective cohort studies. BMJ 2012年 345巻 e4933

- Jokela Mほか. Personality and all-cause mortality: individual-participant meta-analysis of 3,947 deaths in 76,150 adults. American Journal of Epidemiology 2013年 178巻 667-675頁

- John OPほか. Paradigm shift to the integrative big-five trait taxonomy: history, measurement, and conceptual issues. In: Handbook of Personality: Theory and Research, 3rd ed. 2008年 114-158頁

川田浩志（かわだ・ひろし）

東海大学医学部教授　血液腫瘍内科医

1965年生まれ、鎌倉出身。東海大学医学部内科学系血液腫瘍内科教授、医学博士。米国サウスカロライナ医科大学内科ポストドクトラルフェローを経て、2015年4月より現職。最先端の血液内科診療に日々従事しつつ、アンチエイジング医学の普及にも力を入れている。自らがアンチエイジング実践派で、人生を楽しみ、健康的に生きることを信条としている。その生活指導には定評があり、講演依頼やTV・ラジオ・雑誌の取材も多い。海老名メディカルサポートセンターアンチエイジングドック顧問、日本抗加齢医学会認定専門医、日本内科学会認定専門医・指導医、日本血液学会認定専門医・指導医、米国内科学会・米国血液学会インターナショナルメンバーなども務めている。受賞歴：東海大学総長賞（松前重義賞学術部門）など。

著書

『医学データが教える 人生を楽しんでいる人は歳をとらない』、
『HEALTH HACKS! ビジネスパーソンのためのサバイバル健康投資術』
（ともにディスカヴァー・トゥエンティワン）など。

長生きの統計学

2017年 3月22日　第 1 刷発行

著者　川田浩志
カバーデザイン　井上新八
本文デザイン　寺村卓朗　小寺練
編集　大橋弘祐
編集協力　エディ・ワン　國天俊治
発行者　山本周嗣
発行所　株式会社 文響社
〒105-0001　東京都港区虎ノ門2-2-5 共同通信会館 9F
ホームページ　http://bunkyosha.com
お問い合わせ　info@bunkyosha.com
印刷・製本　株式会社 廣済堂